U0296142

Winning Through Patient Experience

患者体验致胜

李　庆　招顺带　许崇伟◎主编

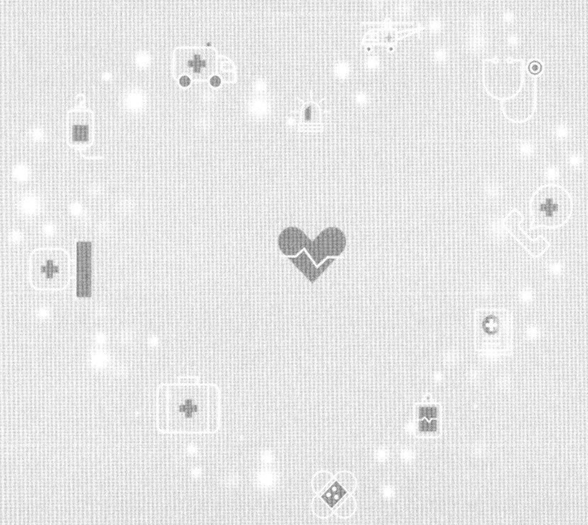

SPM
南方传媒　广东人民出版社
·广州·

图书在版编目（CIP）数据

患者体验致胜 / 李庆，招顺带，许崇伟主编. —广州：广东人民出版社，2023.10

ISBN 978-7-218-16896-8

Ⅰ. ①患… Ⅱ. ①李… ②招… ③许… Ⅲ. ①医院—管理—佛山 Ⅳ. ①R197.32

中国国家版本馆CIP数据核字（2023）第167332号

HUANZHE TIYAN ZHISHENG

患者体验致胜
李 庆 招顺带 许崇伟 主编

出 版 人：肖风华

责任编辑：傅 扬
装帧设计：友间文化
责任技编：周星奎

出版发行：广东人民出版社
地　　址：广州市越秀区大沙头四马路10号（邮政编码：510199）
电　　话：（020）85716809（总编室）
传　　真：（020）83289585
网　　址：http://www.gdpph.com
印　　刷：恒美印务（广州）有限公司
开　　本：787mm×1092mm　1/16
印　　张：13.25　**字　数**：148千
版　　次：2023年10月第1版
版　　次：2023年10月第1次印刷
定　　价：88.00元

如发现印装质量问题，影响阅读，请与出版社（020-85716849）联系调换。
售书热线：（020）87716172

患 者 体 验 致 胜

编委会

主　审：谢大志

主　编：李　庆　招顺带　许崇伟

副主编：（按姓氏拼音排序）

　　　　陈丹丹　黄冬霞　黄　铭　廖俊明　邱　恒　张远妮

编　者：（按姓氏拼音排序）

　　　　陈　琳　陈雨茵　李爱玲　李　琳　李彦辰　刘冠廷

　　　　刘相雷　马丽娜　马悦悦　麦才京　聂琬吁　彭海燕

　　　　苏佩韵　吴耀波　吴跃伟　向俊方　杨夏巍　叶念玲

　　　　张晴祺　郑婷尹　周　圆　诸海蒂

内容简介

奋斗是时代的主旋律，六十多年来，佛山复星禅诚医院（原佛山市禅城区中心医院，以下简称"禅医"）从1958年建院之初时不足十张床位，发展到今日在全国多次蝉联艾力彼社会办医（单体医院）竞争力排名第一，率先通过国际JCI第七版认证复审，多次被国家卫生主管部门评为"改善医疗服务示范医院"，靠得是什么？

为了揭示这家医院成功的奥秘，本书作者抓住医院成功的主因素——"满意度就是生命线"，对"禅医式服务"模式进行了深度研究，在长达两年的时间里，多次到禅医现场实地调研，采访了上百位医院工作人员和高管，积累了丰富的素材，从而首次对禅医特色服务体系全貌进行了系统的阐述。

序

患者的需求就是我们努力的方向

佛山禅医，是我熟悉并一直在关注的医院。我是禅医发展、成熟的见证者，也是同行者。

20世纪80年代中叶，我做医生时就认识了禅医的前身——石湾区人民医院，广东省人民医院与该院建立了长期的合作关系。到我做广东省人民医院副院长和广东省卫生厅副厅长的时候，与禅医的院领导们研究医疗改革与医院发展的问题。从此见证了禅医一步一步的发展，目睹了禅医一个又一个的成就。这就是当年我给禅医的总结与期盼："漂亮转身，破茧成蝶，蓄势腾飞，傲立潮头。"

漂亮转身。这是2004年的事，正值经济改革基本定型，公立医院改革何去何从的时刻。当年，我和谢大志还在中山大学岭南学院研究公立医院改革的那些事时，他就把股份改革的想法告诉我，我觉得值得尝试。在佛山市委、市政府以及禅城区委、区政府的支持下，禅医人敢为人先，勇立改革浪潮的潮头；禅医人同舟共济，一直认为只有改革，才有出路。禅医从此华丽转身，成为广东省首家公立医院转制为股份制医院的典范。

破茧成蝶。禅医人知道，转制也许是一条不归路；禅医人也知道路是人走出来的，有政府的支持、禅医人的理想，再有经过多年积累下来的专业实力和改革精神，禅医人咬定青山不放松，不被传统思维所束缚，股份制改革又前进一步，给医院的发展注入了新活力。终于一只令人羡慕的"美丽蝴蝶"破茧而出，越飞越高……

蓄势腾飞。禅医人具有不甘人后的韧性，也知道掌握先进技术是医院生存之道。早年在国内率先引进经后路椎间盘镜手术系统，使禅医跻身名院行列，蜚声省内外。禅医人知道"磨刀不误砍柴工"的道理，不断励精图治，学习先进技术，引进和培养大量技术人才和管理人才，不断研究医院人文艺术，为腾飞积蓄了力量。

傲立潮头。自从禅医完成医院等级的"蜕变"，晋升三级甲等综合医院之后，禅医人明白医院的位置和方向在哪里，也知道自己医院文化的积累与传承，明白医院文化是医院不败的基因和发展的源泉。禅医人取得傲人的成绩：连续多年蝉联中国非公医院竞争力排名榜首，连续多次被评为"五星级医院"，被佛山市民誉为服务最好的医院，"禅医式服务"模式也成为中国医疗行业的服务标杆。禅医实力雄厚，厚积薄发，德艺双馨，深受民众的信任。

我坚信，禅医人在新的征程中将更加明白自己的使命，也明白医院在高质量发展中面临的困难和发展机遇，禅医人明白患者的感受就是自己的感受，一定会在新的发展时期，在新的运行机制中，掌握新技术，运用信息技术，为患者不断变化的需求，提供更好的满意度和获得感。

原广东省卫生厅副厅长、巡视员　廖新波

2023年6月19日

禅医人物介绍

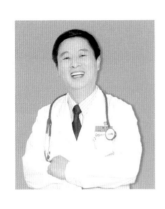

谢大志

教授　主任医师　复星全球合伙人
复星医疗联席董事长
佛山复星禅诚医院（原佛山市禅城区中心医院）终身院长

　　1991年取得湖南医科大学脊柱外科临床专业硕士学位，2006年取得中山大学岭南学院EMBA工商管理硕士学位，2013年取得美国普林斯顿大学管理学博士学位，2014年成为暨南大学硕士研究生导师、教授。先后任职于湖南省益阳市中医院、佛山复星禅诚医院，"中国医师奖"获得者，椎间盘镜治疗中心创始人之一，拥有多项国家发明专利。现为广东省医师协会常务理事。

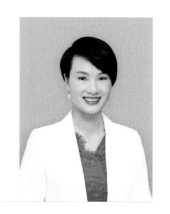

招顺带

佛山复星禅诚医院副院长
"禅医式服务"模式创始人
中国非公立医疗机构信用与能力评价专家库专家
广东省医院协会叙事医学委员会副主任委员
广东省医师协会人文医学工作委员会常务委员
广州中医药大学外聘副教授（综合教研室）
健康界·北斗学苑签约专家

　　曾培训医院超过1000家，培训学员超过20000人次。受邀辅导复星医药、北大医疗、通用医疗、宏信健康、国药集团、京东方医疗等多个医疗集团。

　　"品牌化"行业背景：直接参与禅医的两次重大改革工作，2004年创办医院健康服务部，打造创新型的医院优质服务管理模式，确立"患者满意度是医院生命线"为医院的战略目标，2010年引入新加坡先进医院管理理念，建立内训师团队，不断强化员工的服务理念和服务意识，注重员工的规范化培训工作，打造以患者体验为中心的"禅医式服务"模式。2016—2020年，禅医连续五年获得全国"改善医疗服务示范医院"称号，被佛山市民誉为服务最好的医院。

"专业化"职业能力：在禅医工作超过30年，从事医院管理工作20年，主要负责医院服务品质管理、人文医学教育、医院文化及服务培训、医院品牌及市场拓展、高端医疗管理及大健康产业拓展等工作。2017年，获国家卫计委进一步改善医疗服务行动计划个人突出表现奖。

"落地化"辅导经验：实战型专业医疗工作背景和丰富的医院管理经验，多次被邀请外出培训，并为项目医院带来可落地、可复制的服务改进计划，帮助医院快速提升整体服务水平，形成了口耳相传的良好口碑。

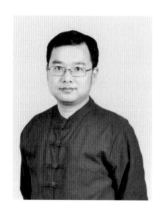

李 庆

著名医院人文品牌专家
中国生命关怀协会医院人文建设专委会秘书长
中国医药卫生文化协会人文医院分会副会长

被业界公认为卫生健康领域实战型品牌研究第一人。中国医院萤火虫计划发起人、中国医院人文品牌峰会总策划、中国医院人文管理路演发起人、中国医院公益风云榜发起人、中国医疗品牌建设与传播高峰论坛暨宣传年会总顾问，多家高校、媒体、管理研究院所和医疗机构教授顾问（均为公益）。专注于医院人文建设、医疗品牌、医院文化、大健康产业研究二十余年，指导过数千家医疗服务机构和健康产业机构。编著医疗品牌理论畅销书《医院品牌的奥秘》《医院人文建设研究及实践》。获"中国医院品牌传播杰出贡献奖""中国医疗品牌年度人物""中国医院新媒体传播奉献奖""省五一劳动奖章"。开设国内首个医疗品牌管理微信公众号"医冠清瘦"。

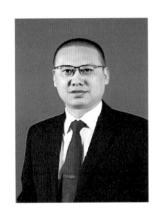

许崇伟

深圳前海海森医院管理有限公司创始人
广州砺扬泰医疗管理有限公司特聘专家
著名医院运营管理咨询专家

专注于"未来医院"运营模式研究。医院数字化服务体系和数字化运营体系提出者和践行者，通过成功帮助大量医疗机构实现运营效能和收支结余有效提高获得行业的广泛赞誉。在多家高校、研究机构、国家及省级行业协会任职硕士生导师、研究员、副主任委员等。编著《中国医院投资与运营实务》《超越竞争——医院经营管理案例启示》等医院管理类畅销书。在《中华医院管理》和《中国卫生经济》等刊物发表文章20余篇。

目录
CONTENTS

禅医人物介绍

CONTENTS 目录

第一章

奋斗不止

一所医院的涅槃式奇迹

知一切法，皆是自心，而无所著。
知一切法，即心自性，成就慧身。

——《大方广佛华严经》

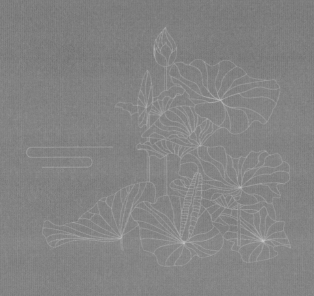

　　早春的那一天，阳光正好，走到禅医门口驻足眺望。莲花池的喷泉正在欢悦地弹奏着乐符，两旁的香樟树随风摇曳，树下人来人往，阳光洒落在生机盎然的绿茵上。恍惚间，几乎忘了自己身处南中国一所现代化的医院，而错以为自己正在花园中散步。

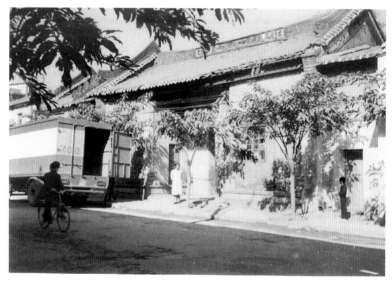

20世纪60年代何家祠门诊部

　　谁能想到，今天这所备受赞誉的医界"明星"，在过去很长的一段日子里静静地倚着千年宝峰塔，枕着潭州水道蜿蜒的碧波，而默默无闻。禅医是由原名"何家祠"的旧祠堂所改建的石湾联合诊所发展而来。创始之初，医护人员每天上班后的第一件事就是费力地去清理院内的灌木杂草，打扫桌上昨晚掉落的灰尘。一位拿着扫把的小伙子有点郁闷地问身边的同事："呢边系医院嘅！我哋系唔系界人呃咗？（这哪里是医院的样子！我们是不是被骗了？）"

　　60多年后，说这句话的名叫潘国良的小伙子已经鹤发银丝，成为享誉一方的佛山名中医，被佛山市的老百姓亲切地称为"排石王"。而那个曾经蜘蛛网户牖，野草当阶生的小诊所，也已经成功蜕变为集医疗、康复、科研、教学为一体的三级甲等综合性医院。而他们曾经一起打扫的那几间陋室已经华丽转身为建

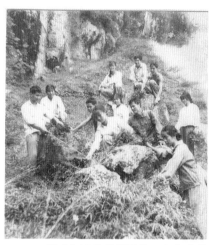

20世纪70年代禅医员工上山采药

筑面积12万平方米的现代化医疗"航母"；那仅有五六张吱嘎作响的病床、每日不过数十个病人的诊所已升级为编制床位1700余张、年门诊量超318万人次、年住院量逾58000人次的健康综合体；那不过10个医务人员的诊所现已有逾2800名员工。

时光如梭，不过数十年光景，禅医这所曾经默默无闻的医院已经连续多年蝉联全国非公医院竞争力排名榜首，连续多年在广东省卫生健康委员会组织的广东大型综合医院群众满意度测评中位居前三，连续多次被评为"五星级医院"，先后多次获得全国中医药工作示范单位、国家卫健委改善医疗服务行动计划示范单位、广东省白求恩式先进集体等荣誉称号。这所从诊所起家的岭南医院，因其令人惊叹的奇迹，成为佛山的城市名片和粤港澳大湾区医院标杆之一。

如今的禅医，有纷至沓来的全球患者，还有络绎不绝的各地参观学习者。大家不约而同地感慨：短短数十载，这里竟发生如此惊人的变化。时任广东省人民政府副省长林少春视察医院后给

了禅医"凤凰涅槃"的评价。原广东省卫生厅厅长姚志彬来视察后评价道："禅医是广东省医疗改革的一个孤本。"原广东省卫生厅副厅长廖新波来医院调研后也竖起大拇指说："禅医可以说不仅是广东的一个模范，也是全国的一个模板。"他还用"漂亮转身、破茧成蝶、蓄势腾飞、傲立潮头"十六字肯定了佛山禅医的改革成果。

盛誉之下，人们不禁要问：中国医疗界人才济济，医院里豪杰辈出，为何禅医能傲立潮头，这份奇迹从何而来？

为了弄清楚这个问题，在过去的几年时间里，笔者和朋友们查阅了数千册的典籍文献和万余份文件档案，到佛山和广州等地拜访了众多父老乡亲和亲历医院发展的见证者，分析了大量的数据。渐渐地，这个萦绕我们心头几年的答案清晰起来……

一、奇迹，来源于一片笃信奋斗、成就奋斗者的热土

是佛山，成就了禅医。

一个城市的地理条件、经济条件、人文环境决定了医疗机构的成长空间。禅医所在的佛山市，位于珠江三角洲腹地，这里河网纵横，物产丰富，地理之利让佛山成为百越族人理想的聚居地，早在新石器时代，人们就在此逐水而居，从事渔耕和制陶。在交通工具和技术并不发达的古代，内河航运是交通运输的主动脉，地处西江、北江、东江汇聚点的佛山坐拥航运之便，不仅有利于经济的发展，更有利于人口的聚集，塑造出独特的人文气质。秦汉年间，佛山已因手工业的兴盛而成为颇具规模的农渔村落和圩市，从四面八方奔来的商贾让佛山在东晋时期就已开始声名远扬。到唐代，佛山的纺织、陶瓷、铸造、医药四大行业已在

国内占据要席，今禅医所在石湾地区的石湾窑就有着"石湾瓦，甲天下"之称。在炉火和汗水中，崇尚实干奋斗的这股子劲儿在岁月洗礼中刻入佛山的城市文化基因里。至宋代，佛山出产的商品已经不止畅销华夏各地，还大量运销到东南亚、阿拉伯半岛各国。为便于管理，朝廷特意在佛山设立了类似海关的机构"市舶务"，使佛山成为对外贸易的先行者，开放包容、敢打敢拼的佛山精神由此喷薄而出。至清道光十八年（1838），佛山已有全国18个省和海外22个国家设立的各式各类会馆、商馆，各种文化、各路工商业者、各地人才在这里汇集交融，共同创业、创富、创造幸福生活，孕育出佛山人爱生活、会生活的乐天性子，粤菜、粤剧、剪纸、木版年画、武术、舞狮等岭南文化在交流碰撞中兴盛，独特的城市魅力让广东佛山镇与湖北汉口镇、江西景德镇、河南朱仙镇并称为我国"四大镇"，与北京、苏州、汉口并列为"天下四大聚"。这座"从贸易发展出来的市场和镇"，每天南来北往、车水马龙，让崇信守义、务实求新的信条融入岭南文化的血脉中，让佛山成为奋斗者的乐土。

商业是城市的血液，工业是城市的命门。改革开放以来，佛山坚持制造业立市、兴市、强市。佛山的制造业规模庞大、门类齐全、配套完善，佛山市是万亿级城市中工业经济占比近六成的制造业城市，也是全国制造业转型升级综合改革试点城市，在国内工业十强城市中排名第六，城市综合经济竞争力排名全国第十四位。工商业的繁荣使这座城市插上了腾飞的翅膀，如今的佛山，行政区划面积达3797.72平方千米，辖禅城区、南海区、顺德区、高明区、三水区5个市辖区，2021年末，常住人口961.26万人，其中户籍人口484.13万人，市场主体总数达111.5万户，是粤港澳大湾区重要节点城市、珠三角地区西翼经贸中心和综合交通枢纽,与广州共同构成"广佛都市圈"和粤港澳大湾区三大极点之一。2021年,佛山市实现地区生产总值12156.5亿元,人均地区生产总值127085元,全社会研发经费投入占地区生产总值比重达2.91%,地方一般公共预算收入808亿元,居民人均可支配收入超6万元。雄厚的地方经济实力和相当的人口规模,让佛山更多了一份敢闯敢试、敢为人先的底气和自信。

1956年,国务院批准佛山市正式对外开放;1982年10月9日,佛山市被列为全国29个甲类地区开放;1984年11月,佛山市启动经济体制改革,将解决分配问题、人才问题、外贸体制问题、公司体制问题列为改革的四个重点,开始在不断的自我革命中寻求自我突破。从国有企业产权制度改革、农村土地股份合作制改革,到2009年以来的区级大部门制改革、简政强镇事权改革、行政审批制度改革等,佛山始终坚持在危机中育先机、于变局中开新局,不断激发着市场主体活力和社会创造力,将"闯"的精神、"创"的劲头、"干"的作风注入每一个佛山人的灵魂之中,也为卫生健康事业的发展注入了源源不断的活力。

佛山,与禅有缘。东晋隆安二年(398),罽宾国(今克什米尔)的僧人达毗耶舍来到这里,在一个名叫塔坡冈的小山冈上结茆讲经,传扬佛法。唐贞观二年(628),老百姓在他曾经搭设草堂讲经的山冈挖出了3尊铜佛,遂认为此地是佛家之山,善男信女们在此捐款重建了经堂,即塔坡古寺,在庙门的一侧立下刻有"佛山"二字的石碑,佛山遂由此正式得名,并因与禅有缘,因此又称为"禅之城"。在塔坡古寺西南侧6.7千米的地方就是禅医所在地。2014年,禅医精进楼竣工落成时,国际佛光会

佛山禅医

国际佛光会创办人星云大师为禅医题写院名

创办人星云大师为禅医题下了"佛山禅医"四个字，寄托着千百年来禅缘的期许和祝福。

在数十年的发展历程里，禅医深深地扎根于佛山这片厚土，从这座城市获得强大的动力和坚实的支撑，开枝散叶，从一棵幼苗成长为参天大树。在决定医院命运的历次改革过程中，是开明而又务实敢为的佛山精神在关键时刻给了禅医无比的信心和勇气，使禅医能够敢为天下先，在迷雾中劈波斩浪。在锚定医院前程的战略窗口期，是开放而又勇于创新的佛山精神给了禅医巨大的鼓舞和支持，使禅医能够抓住难得的机遇，在逆风中迎难而进。

二、奇迹，诞生于一个鼓励奋斗、包容奋斗者的时代

时势造英雄。

时来天地皆同力，运去英雄不自由。佛山的发展得益于珠江三角洲改革开放的时代红利和粤港澳大湾区一体化的东风，禅医的发展更是离不开时代赋予的机遇。

1978年12月18日至22日，中国共产党第十一届中央委员会第三次全体会议召开，吹响了改革开放的号角，佛山进入了发展

的快车道。百废待兴之时，摆在佛山面前最棘手的问题不是缺乏资金，而是缺乏科学技术人才。人才是事业的核心，佛山按照党的十一届三中全会提出的"应该坚决实行按经济规律办事，重视价值规律的作用，注意把思想政治工作和经济手段结合起来，充分调动干部和劳动者的生产积极性"的要求，尝试聘请广东省有关学会的工程师组成顾问团、指导团，在业余时间到佛山解决技术难题。初尝甜头后，1983年，佛山市成立了人才交流服务机构，提出了"千山万水、千言万语、千方百计"的招才口号，出台了一系列吸引人才、奖励人才的政策，禅医所在的禅城区率先建立"人才仓库"，对引进的专业技术人员实行11条优惠政策，优先为其解决住房、家属就业、子女入学问题。1984年8月，佛山市成立了引进国外人才领导小组，出台了国际人才引进政策，搭建智力引进的国际网络。1986年4月13日，《人民日报》刊登《借助外地智力，发展本地经济》一文，将佛山经济腾飞的奥秘之一归结于重视和善于引进外地智力。1988年，《佛山市城区对专业技术人员实行的新十一条优惠政策》出台，为专业技术人员进一步解决住房、子女入户及工作安排等问题。1989年，禅城区首次举办了集市型人才智力市场，全区110个招聘单位和200多名各地人才踊跃参加，"才聚佛山"成为引人瞩目的改革风向。

1992年10月12日至18日，中国共产党第十四次全国代表大会在北京召开。大会明确建立社会主义市场经济体制的改革目标，要求全党抓住机遇，加快发展，集中精力把经济建设搞上去。趁此东风，佛山进一步加快改革步伐。1993年6月，佛山市人才智力市场成立，提供商调、接收、人事关系托管、音像信息储存等服务，搅动全国的"孔雀东南飞"现象拉开了大幕。1998年12月，佛山出台《关于引进高层次人才执行佛山市属机关事业单位住房商品化改革试行方案作补充规定的通知》，对引进的高层次人才给予住房补助金和津贴。1999年5月，佛山市委、市政府发布《关于加强人才队伍建设、推动经济结构优化升级的决定》，要求各级组织人事部门认真做好整体性人才资源开发工作，培养和引进各类中高层次科技人才和管理人才，各类企事业单位创新分配机制和人才引进的方式，建立利益共同的激励机制，开辟引进高层次人才的"绿色通道"，明确规定事业单位接收高层次人才，不受编制、增人指标、工资基金、工资总额、技术岗位职数的限制，接收单位可向人事编制部门专项办理增编、增人、增资、增职数报批手续。高层次人才的随归、随调、随迁的配偶、子女优先安排就业。配偶是农村户口的经批准可办理"农转非"，子女可随迁。2008年11月，佛山再次出台优化人才环境新政策，全面取消入户指标卡等人才准入限制，放宽引进专业技术人才年龄限制，取消非公有制单位用人限制，放宽人才职称评定限制，扩大人才政策受惠面。

2017年10月18日至10月24日，中国共产党第十九次全国代表大会在北京召开。党的十九大报告确定了决胜全面建成小康社会、开启全面建设社会主义现代化国家新征程的目标。2019年2月18日，中共中央、国务院印发《粤港澳大湾区发展规划纲要》。从协同创新、产业协作、高水平人才高地建设等领域支持佛山参与粤港澳大湾区建设，推动佛山以"广佛同城化"为契机，进一步构建开放型经济新体制，深化内地与港澳互利合作，打造高水平开放平台，形成以创新为主要支撑的经济体系和发展模式，对接高标准贸易投资规则，加快培育国际合作和竞争新优势，提升整体实力和全球影响力。在此背景之下，2021年1月，佛山市委印发《佛山市人才发展体制机制改革实施意见》，要求加大投入力度，力争市、区每年投入人才建设的资金要达到30亿元以上规模，为佛山注入强大的人才支撑。

2022年10月16日至22日，中国共产党第二十次全国代表大会在北京召开。党的二十大擘画了全面建成社会主义现代化强国、实现第二个百年奋斗目标，以中国式现代化全面推进中华民族伟大复兴的宏伟蓝图。提出要加快构建新发展格局，着力推动高质量发展，增进民生福祉，提高人民生活品质。佛山作为粤港澳大湾区中的重要极点城市，迎来了更为宽广的前程。

几十年来，佛山在改革开放的大潮中扬帆奋进，为包括禅医在内的各类各级机构营造了良好的改革环境，提供了不竭的人力、物力、财力支持，让禅医也搭上了发展的顺风车。1984年，禅医的职工只有189人，病床130张，开设内科、外科、妇科、儿科、五官科、口腔科、中医内外科、正骨科等临床专业科室，年收治患者3270人次，门诊量35万人次。随着地方经济的迅速腾飞和佛山社会事业改革的深入，医院管理水平和服务水平得到提升，1992年，禅医顺利通过国家二级甲等医院评审。得益于地方政策的大力支持，禅医从湖南、湖北、山东、江苏等省招募大批专家人才，以往不敢想、不敢做的医疗项目开始陆续落地生根，医疗技术水平日益提升。得益于开放的改革环境，1999年，禅医在香港慈善家的支持下，在国内率先引进经后路椎间盘镜手术系统，成立椎间盘镜治疗中心，为日后享誉全国的脊柱骨科争取到宝贵的发展先机，并培育了一批优秀的专家骨干。在医院业务发

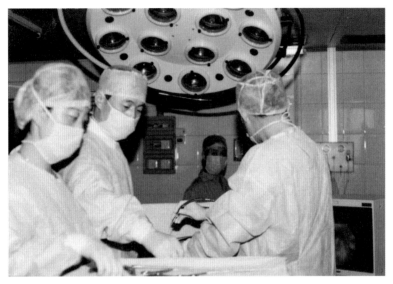

谢大志完成国内第一例椎间盘镜手术

展面临瓶颈之际，2000年2月16日，国务院体改办等八部委出台了《关于城镇医药卫生体制改革的指导意见》，提出要转变公立医疗机构运行机制。扩大公立医疗机构的运营自主权，实行公立医疗机构的自主管理。禅医开始对内部激励机制与约束机制进行改革探索，调动医护人员的工作积极性，服务质量得到明显改善，获得"广东省白求恩式先进集体"称号。

2003年10月14日，中国共产党第十六届中央委员会第三次全体会议通过了《中共中央关于完善社会主义市场经济体制若干问题的决定》，提出进一步增强公有制经济的活力，大力发展国有资本、集体资本和非公有资本等参股的混合所有制经济，实现投资主体多元化，使股份制成为公有制的主要实现形式；放宽市场准入，允许非公有资本进入法律法规未禁入的基础设施、公用事业及其他行业和领域。禅医顺应改革潮流，在佛山市委、市政

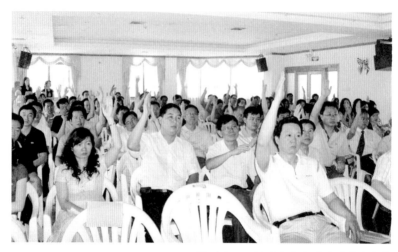

第一届职工持股大会全票通过改革方案

府，以及禅城区委、区政府的支持下，于2004年完成了第一轮股份制改革。400多名医院员工在职工持股大会上全票通过改革方案，禅医从公立医院的"身份"成功转制为股份制民营医院"身份"，开创医疗改革先河，成为广东省首家产权制度与人事分配制度改革的大型综合公有制医院。2009年3月17日，新华社受权发布《中共中央国务院关于深化医药卫生体制改革的意见》，提出鼓励和引导社会资本发展医疗卫生事业，允许社会资本以多种方式参与包括国有企业所办医院在内的部分公立医院改制重组，形成投资主体多元化、投资方式多样化的办医体制。在这一政策的鼓励下，正面临巨大运营压力和规模局限之苦的禅医果断选择与复星医药合作，积极探索市场化、集团化经营之路，让禅医的管理更趋规范化、国际化，成为了复星医药大健康领域发展的支点、华南地区医疗集团母体和医院管理的模板，迈上了名院建设之路。

三、奇迹，锻造于一个不懈奋斗、凝聚奋斗者的团队

奋斗永远是人生的主旋律。

胸襟百千丈，眼光万里长。用我百点热，耀出千分光。

1958年，禅医的前身石湾医院创立，是一个集体所有制、不足10张病床，以及仅有简陋设备的联合诊所。在一路艰难中，创始团队咬牙坚持，背着药箱走街串巷，用真诚的服务在石湾乡亲中赢得了口碑，站稳了脚跟。1972年，医院转为全民所有制，更名为石湾人民医院，开拓者们在今禅城区石湾镇街道三友南路选址，一块砖一片瓦地搭建梦想中的院区。1979年，医院曾改称佛山市第二人民医院。1984年，佛山市石湾区设立后，翌年又改名为佛山市石湾区人民医院。2003—2021年，曾长期使用佛山市禅城区中心医院院名。

在此期间，禅医把握利好政策，从全国各地招募到一批优秀的医疗技术人才，为医院引进培养了一批医疗技术骨干力量，播下了未来腾飞的火种。同时，禅医千方百计与港澳华侨主动联系，获得了他们的信任与支持，为医院更新添置一批先进的医疗设备，受捐兴建苏家荣门诊大楼、周星拱住院大楼、霍陈秀苗大

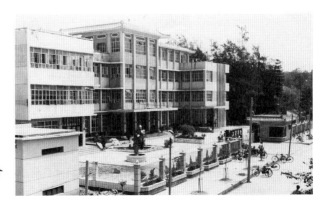

石湾医院门诊楼全景

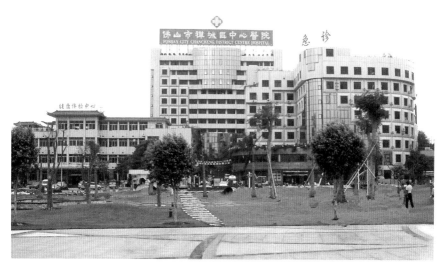

佛山市禅城区中心医院全景

楼等医疗业务用房。

为业务发展搭建起平台，医院业务水平和业务收益逐年提升。邓小平同志南方谈话后，南粤大地发展进入了快车道，各类医疗机构如雨后春笋般地在佛山布局，禅医被周边的佛山市第一人民医院、佛山市第二人民医院、佛山市中医院、佛山市妇幼保健院等大型公立医疗机构和各具特

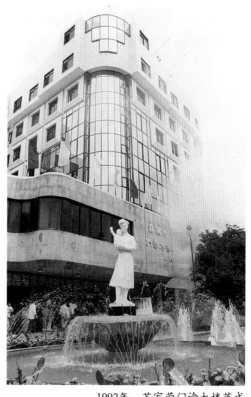

1992年，苏家荣门诊大楼落成

色的非公医疗机构包围。相比之下，禅医在人才与专科技术上的优势并不明显，管理运营机制相对落后，员工积极性和学科潜力未得到充分发挥，面临被边缘化的危险。当时禅医的外科才开放了40张床位，骨科经常只住着一两位患者，从外地引进的脊柱外科专家努力拼搏，但在5年里只做了18台椎间盘手术。这种窘境给踌躇满志的禅医人巨大的压力，背水一战的他们开始探索优质化、差异化的发展道路，提出了"禅医三宝"（椎间盘、排石、生宝宝）专科品牌的发展思路，勒紧裤腰带选派业务骨干赴国内外优秀医疗机构观摩学习新技术，把办公室改造成实验室，让医护人员在标本操作台上反复训练医疗技术。除夕之夜，医院领导都还在手术室里陪着医护团队攻克技术难点。禅医鼓励各科室大胆进行服务创新，不设禁区，妇儿中心由此开始"第一个吃螃蟹"，在佛山率先推出免费接送产妇、水中分娩、产前中央母婴监护、一对一陪伴分娩等服务，一举打响品牌。在这一番精心的打磨之下，禅医的泌尿系统结石治疗、产婴保健、椎间盘镜治疗等技术服务在佛山地区开始小有名气，医院的人心稳住了、业务

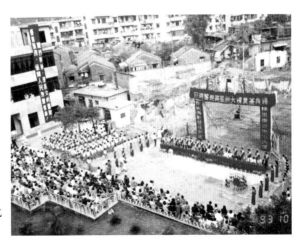

1993年，周星拱住院
大楼举行奠基仪式

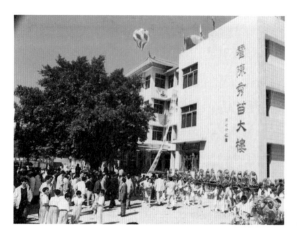

1994年，霍陈秀苗
大楼落成

量稳住了、品牌稳住了。可是，面对日益激烈的区域医疗市场竞争，禅医依然充满了深深的危机感。为从体制机制上更好地调动医护人员的工作主动性和积极性，提高医疗服务质量，禅医开始大胆谋划运营体制改革。2003年7月8日，禅医向佛山市禅城区人民政府递交《关于我院进行体制改革的请示》，同年8月29日，禅城区人民政府下达《关于区中心医院转为股份制医院问题的批复》文件，同意医院的转制方案。2004年1月6日，佛山市禅城区卫生局下达《关于对区中心医院进行审计和资产评估问题的批复》文件。在各方支持鼓励下，2004年9月13日，禅城区中心医院体制改革产权转让签约仪式顺利举行。同年10月15日，禅城区中心医院工会持股会理事会成立，选举谢大志院长为理事长，李德超书记为副理事长。10月18日，禅城区中心医院董事会成立。改制后的禅医确定了医院三年发展战略及"三三三"发展计划，提出了"病人的满意度就是医院的生命线"的战略定位，确立了"以人为本、视病犹亲、以德为先、追求卓越"的服务理念，明确要通过差异化、优质化、特色化来打造医院的技术品牌、服务品牌和文化品牌；启动了以院科二级综合目标管理为中心环节的人事分配制度改革，形成良性激励机制，力求"一流人才、一流业绩、一流待遇"，使医护人员的主动性、积极性、创造性、协调性得到充分激发；实施了以病人为中心，注重品质与优质服务的"金秋形象工程""阳光感动工程""技术质量工程"，医院形象与品质迅速提升，禅医由此被激活，"禅医三宝"在禅城区家喻户晓。

禅医龙头科室椎间盘镜治疗中心的技术、规模、质量、服务在国内领先。尿石治疗中心以中西医结合碎石、排石、取石、消石以及前列腺等离子技术与男性专科等互相促进，迅速实现了品牌效应。妇儿中心以优质、温馨、母婴安全、收费合理等在佛山市禅城、南海、顺德三区形成强大品牌优势，受到百姓认可。医院外科很快发展到6个病区，内科扩张到5个病区，口腔科、耳鼻喉科、中医科、康复理疗针灸科、皮肤科及各分院也在医院整体带动下取得了突破，专科建设形成了百花齐放、欣欣向荣的局面。医院病床数增加到600多张，年手术量增至12800例、年门诊量超过100万人次、年出院病人超过20000人次、年出生婴儿数3800人。在当时全国城市住院费用年均11%增长的背景下，禅医门诊、住院费用比改革前分别降低6.1%和3.9%；门诊、住院业务量分别比改革前增加48%和45%。在佛山市政府部门对24家医保约定医院的考核中，禅医的患者满意度达95.7%。实现了"两低"（门诊、住院费用降低）、"两高"（业务量增高、满意度提高）、"三满意"（政府满意、患者满意、员工满意）的局面。2006年11月，《人民日报》以《"两低、两高、三满意"的启示》为题对医院的办院理念和建设成就予以报道。

在医疗机构密集、医疗资源丰富的佛山，禅医以合理的医疗方案、精湛的医术、亲人般的关怀、体贴周到的言谈举止、优美的环境、价廉物美的饮食、整洁宁静的病房等品牌形象在市民中树立起了良好的口碑。

为进一步完善服务体系，2004年，禅医打破了以职能划分的层级式的医院内部管理模式，在国内首创"中心服务模式"，成立了健康服务部，以提升患者满意度为核心，围绕患者感知、环境设施、人员服务、系统运作4个患者体验维度重构医院管理架构和服务体系，并由健康服务部对内协调督导各部门，统一调度医院服务资源，为患者提供优质服务，对外拓展市场网络，延伸医院服务半径，提升品牌形象。

2012年9月，禅医成立了内训师团队，围绕员工"心件"建设（即软性建设）与患者体验，用服务设计思维来加强内部员工培训，不断优化流程，提高工作效率，打造"禅医式服务"模式，增强内部凝聚力，改善患者就医体验。在这一系列自我革

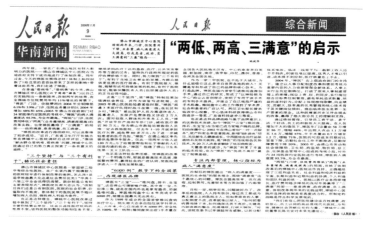

2006年11月9日《人民日报》载文《"两低、两高、三满意"的启示》，专题介绍禅医两年来改革发展经验

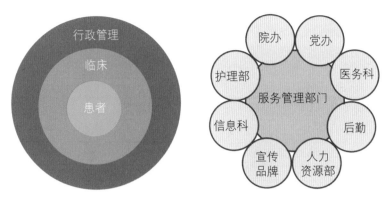

临床以患者为中心提供医疗服务，提升群众就医获得感；医院管理层以临床为中心提供服务，为医护人员注入更多关怀并赋能

命、自我裂变的举措下，禅医不断积蓄力量，以持续、稳健的发展，赢得了"质量好、服务好、医德好、口碑好"的美誉，形成了政府、民众、员工三满意的良好局面。连续多年，禅医各项业务指标均保持20%以上的增长速度，被业内誉为"禅医速度"。2010年，佛山市将禅医纳入三级医院的建设序列，列入全市医疗卫生事业"十二五"发展规划之中。2011年，禅医经过广东省卫生健康委员会全面评审，以高分获得"三级甲等综合医院"资质。

面对越来越多同行的羡慕、患者的信任，医院管理层未敢有丝毫懈怠。他们清醒地看到国家医疗卫生体制改革的趋向，感受到群众日益增长的多元化健康文化诉求，不断检视着自身在管理机制、服务流程、软硬件设施上的不足。围绕医疗质量与医疗安全体系、信息化建设与效率体系、品牌品质与专科建设体系、成本管理与效益效率体系、人才队伍建设与培训准入体系、管理制度与文化建设体系、社区工作与分院建设体系、流程再造与优质服务体系不断进行改善，力求超越患者期望，把满意式服务上

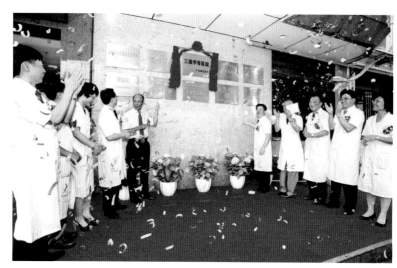

2012年5月9日，"三级甲等综合医院"揭牌仪式现场

升到感动式服务。为了谋求更大的发展空间，进一步提升医院的品牌影响力，2013年，禅医启动了第二轮改革，对股权治理结构进行优化，战略加盟复星医药，使医院走上了标准化、集团化、国际化的发展模式与平台。2022年，禅医再次以高标准通过三级甲等医院复审。禅医还连续五年蝉联全国非公医院竞争力排名第一，连续五年获国家卫健委颁发的"改善医疗服务创新医院"荣誉称号。2021年总诊疗量270万人次，年住院量近5.5万人次，院内急救团队5分钟内到达率100%，心肺复苏抢救成功率83.54%，低体重儿抢救成功率100%，医院DRG总权重、CMI、学科建设在全省三级甲等综合医院排名靠前。

数十年来，禅医在不断发生着看得见、摸得着的变化，而不变的是，他们在创新变革的路上始终保持昂扬的斗志和创新精神，体制革新、人事改革、"禅医式服务"模式、合伙人模式、护理经理人模式、葵花计划、苹果树计划、全球战略……

"奋斗不止，持续创新"成为每一个禅医人的座右铭，也成就了今日禅医的辉煌。不管风吹浪打，深深刻入每一个禅医人骨子里的价值观和服务理念始终未曾改变，这就是禅医奇迹背后的力量！

青青子衿，悠悠我心。我们研究禅医，学习禅医，并非为了复制一个禅医奇迹，而是希望从禅医的发展路径中汲取宝贵的经验，总结提炼出他们已经成功探索出的管理服务模式，为每一个怀有健康中国梦想的奋斗者提供有益的借鉴参考。为此，我们的研究团队深入禅医数年，走访调研，从医院文化、经营理念、团队建设、制度保障、绩效管理、监督检查、持续改进、服务创新等方面对禅医管理服务模式进行了详细的解码。我们真

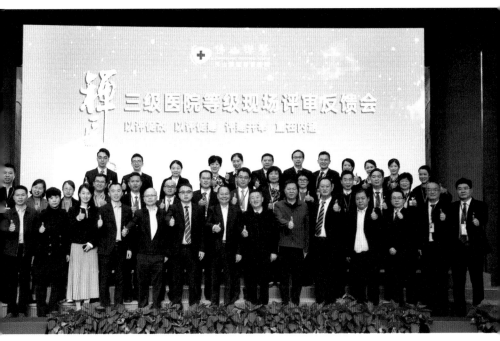

2022年1月10日，禅医举办三级医院等级现场评审反馈会合影

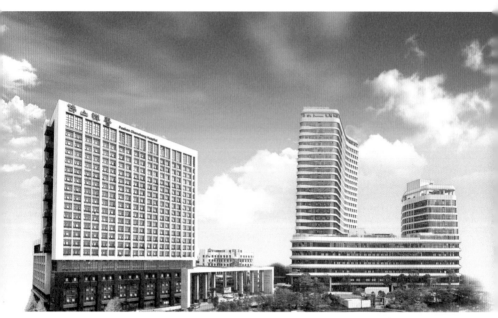

佛山禅医全景

诚地希望，在推动构建中国式现代化的健康卫生服务体系中，
会涌现出更多的志者、勇者、智者。我们诚挚地祝福，在这个
伟大时代，在构建人类卫生健康共同体的征程中，会镌刻下您
的篇章！

第二章

禅医式服务

满意度是医院的生命线

心地无非自性戒，心地无痴自性慧，
心地无乱自性定，不增不减自金刚，
身来身去本三昧。

——《六祖坛经》

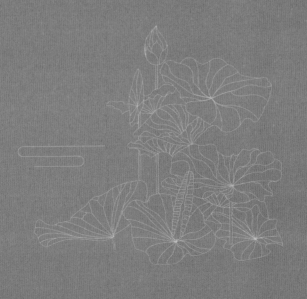

如果您是患者，您在选择就诊医院的时候会考虑哪些因素？什么样的医院是您的首选？如果您是医生，您或您的团队有什么独特的优势，能够让老百姓把您或您的团队作为看病就医的首选？

医院等级、医疗质量、设备仪器、服务态度、价格收费、学科技术实力、地理位置、就医环境、行业排名、优惠措施……每个人都有自己的判断依据。在过去很长的一段时间里，为了提升医疗服务供给能力和自身的行业竞争力，各家医院各显神通。诸多努力的背后其实都是为了提高服务对象的满意度，从而让医院获得更多的青睐和更好的发展空间。

满意度来源于个体的体验感受，满意是一种主观认知，无法靠谄媚讨好来刻意为之，更无法靠吹嘘来自欺欺人。满意度是心理预期的满足感，1965年，美国学者卡多佐（Cardozo）首次在论文《客户的投入、期望和满意的实验研究》（*An Experimental Study of Customer Effort，Expectation，and Satisfaction*）中提出：满意度=感知质量-预期，认为满意度会增强消费者再次购买的意愿或行为。霍华德（Howard）和谢思（Sheth）对此进行了进一步的研究，在1969年提出：满意度是消费者对所付出代价与所获得收益是否合理的心理评判。1980年，芬兰学者克里斯琴·格罗鲁斯（Christian Gronroos）开始将满意度融于服务质量的评价中，认为顾客对服务质量的满意是一种感知与期望的函数关系：当顾客的感知服务超出期望时，顾客会惊喜；当感知与期望相等时，顾客会觉得满意；当感知低于期望时，顾客会觉得服务不可接受。

对医院而言，满意度可以从狭义和广义两种角度进行理解：狭义的满意度就是我们通常提到的患者满意度，是就诊者出于疾患救治康复、提高生命质量等诉求而对医疗服务提供方产生的服务期望。基于这种期望，就诊者会对所体验到的医疗健康服务（如挂号缴费、医患沟通、医务人员回应性、隐私保护、环境与标识、疼痛管理、用药沟通、饭菜质量、对亲友态度）进行一致性比较，从而进行主观评价。患者满意度是衡量医院服务能力和绩效管理的重要指标，可以分为门诊患者满意度、急诊患者满意度、住院患者满意度、社区患者满意度等。较高的患者满意度会增加患者对医务人员的信任感和顺从性，提高医疗服务质量的感受性，促进医院服务效能的提升。广义的满意度分为医院员工满意度和服务对象满意度两类。医院员工满意度是医院工作人员对其工作内容与环境、薪酬福利、发展晋升、上下级关系、同级关系与自己期望的一致性评价。服务对象满意度是有健康诉求者或利益攸关者对医疗服务提供方的期望与实际获得的一致性评价，包括患者满意度、合作媒体满意度、供货商满意度等。

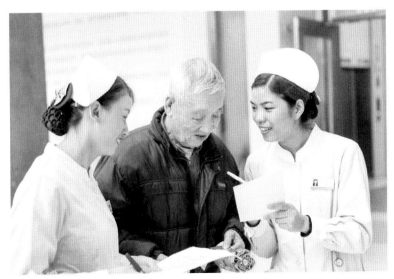

医务人员进行满意度调查

医院员工满意度和服务对象满意度是调动医务人员积极性和服务对象支持度的关键点，反映了医院的凝聚力和品牌影响力，是驱动医院发展的主观动力。它不仅关系到医院的服务效率和效益，还关系到医院的品牌声誉。

满意度还关系到卫生健康系统的行业形象和老百姓对政府执政能力的评价，已逐渐成为政府行业主管部门考核评价医院的重要指标。2015年至今，国家卫生健康委员会和国家中医药局（国家卫生计生委和国家中医药局）先后印发《关于印发进一步改善医疗服务行动计划的通知》（国卫医发〔2015〕2号）、《关于印发进一步改善医疗服务行动计划（2018—2020年）》（国卫医发〔2017〕73号）、《国家卫生计生委办公厅关于开展医院满意度调查试点工作的通知》（国卫办医函〔2017〕849号）、《关于印发公立医院高质量发展促进行动（2021—2025年）的通知》（国卫医发〔2021〕27号）、《关于印发公立医院高质量发展评价指标（试行）的通知》（国卫办医函〔2022〕9号）等诸多文件，要求各地医疗机构建立健全满意度管理制度，将满意度作为加强内部运行机制改革、促进自身健康发展的有效抓手，有针对性地改进服务，不断提高医疗机构高质量发展水平。

在禅医人眼里，满意度不仅是关系到医院的口碑形象的"黄金线"，还是关系到医院兴衰存亡的"生命线"。与粤港澳大湾区的诸多医疗机构相比，禅医起步相对较晚、起点相对较低，无论是医院的等级规模、设施设备、学科底蕴、人才储备都不具备与周围诸强抗衡的显著优势。何以立足？何以发展？医院管理层思来想去，只有通过抓满意度管理，让患者满意，才能有持续不断的业务量增长；让员工满意，才能有源源不断的内生动力；让合作对象满意，才能有众星拱月的良好生态。医院领导苦口婆心地告诫每一名员工："与周边那些大医院拼环境、拼设备、拼文化、拼技术、拼历史，我们都拼不过。技术提升有个过程，只有服务是立竿见影的。我们只有让每一个到医院的人都能感受到被尊重、被关注，让他们留下美好的印象，才是医院最快、最好的发展之道。"

禅医的服务之所以能发生翻天覆地的惊人变化，成为享誉一方的知名品牌，得益于时任院长谢大志的高度重视。为彻底激活全院每一名员工重视满意度、提升满意度的积极性和自发性，2005年，医院正式启动优质服务工程，把这项工程列入"一把手工程"，由院长亲自来抓。他以身作则，从最简单的问候和如何打领带开始，一点一滴地组织开展全员性的服务培训，带领相关部门定期对员工进行服务能力考核，促使大家持续改善服务质量，形成全院合力。2010年7月，他代表禅医与新加坡国际管理学院（SIM）签署《创建医院全面卓越服务体系的协议》，在国内率先引进新加坡医院的全面卓越服务体系，以国际化思维和星级服务标准来提升服务质量。2012年11月开始，禅医有计划地邀请行

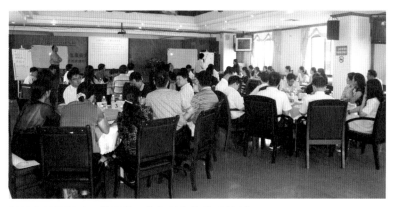

2010年10月15日，禅医员工参加新加坡管理培训

业协会和专家进驻医院，开展系统的医学人文精神和服务技能培训，从认知和行为上提升服务水平。2014年，禅医将复星医药的优秀服务理念和经验与医疗实践结合，引入药物情报（DI）、根本原因分析（RCA）等多样化的管理工具，对医院服务流程进行了进一步的优化。在院长的率先垂范和有意识、有计划、有步骤的引导中，禅医人实现了服务理念和服务行为的蜕变。

禅医的服务转型之所以能够成功，离不开中层干部的积极参与。为推动科主任、护士长等一批中层干部树立起改善服务、主动服务的意识，带领科室员工积极践行优质服务理念，医院在2010年的第二轮人事分配制度改革中创造性地提出了"三位一体"绩效考核模式：以科室业务量和业务效益为考核主线，同时考核科主任和护士长的医疗质量与安全、病人与员工满意度、医院制度与文化等四项要素执行情况（非临床科室如医辅、行政和后勤等部门只考核除经营指标以外的三项要素）。"三位一体"绩效考核模式在国内首次将患者满意度和员工满意度引入考核体系，满意度指标占绩效考核的20%。让每一名中层干部清晰地认识到：科主任、护士长作为科室经营的责任人，也是优质服务的第一责任人，必须率先垂范，从满意度入手，不推诿、不抱怨、主动想办法、找路子去增强团队成员的活力和凝聚力，增强服务对象的吸引力和影响力，从而实现医院、团队、个人、服务对象的多方共赢。

为了从管理机制上持续推动满意度的提升，2004年，禅医在全国率先成立了健康服务部，负责全院的服务质量管理督导、优质服务培训、前线导诊管理、互联网医疗服务、市场品牌拓展、VIP客户管理、名医平台管理、医院对外接待、呼叫中心、商业

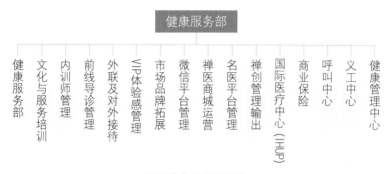

禅医健康服务部架构

保险以及志愿者管理。健康服务部以提高满意度为唯一使命，不受医院原有部门条块、制度流程的约束，直接对院委会负责，在人力资源调配、绩效考核、业务培训上与业务部门实行"双重协同管理"模式，可根据工作需要在全院调配资源，根据满意度考核情况对全院员工的绩效、奖惩晋级等进行直接干预。这种"双重协同管理"模式既强调以满意度为核心的价值导向，增强了健康管理部的执行效力，也尊重传统业务部门的专业发展，确保全院一盘棋的协同并进。在健康服务部的主导下，禅医在国内率先建立内部培训师（内训师）制度，从医院各科室定期遴选招募一批具有良好表达沟通能力和服务能力的工作人员担任内训师，负责传递医院发展要求、文化内涵、优质服务理念和精神，协助健康服务部开展优质服务培训，完善医院服务细则，收集服务对象和员工的意见和建议，及时提出建议或解决投诉，督促科室做好服务工作。在此基础上，禅医成立服务品质管理委员会，引入6S管理理念及方法，制定出台了《医院精细化品质及6S管理工作制度》《医院控烟管理制度》《院容院貌管理要求》《服务品质管理要求》《诊区规范化管理要求》《病区规范化管理要求》《全院布类管理制度》《标识·文化·业务宣传管理要求》《医院节

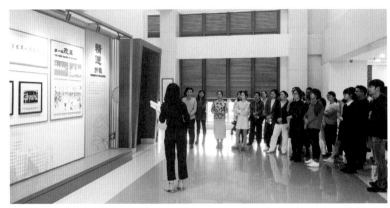

员工参观院史馆，了解禅医发展历程及文化传承

能降耗管理制度》，由服务品质管理委员会带领8个专项小组及内训师对院容院貌、员工素质（仪容仪表、行为规范）、服务流程、安全管理、诊区及病房规范、宣传与标识指引、节能安全等进行全覆盖、全流程管理，从制度上引导全院员工不断改进服务品质。

坚定的服务理念、高效的响应机制让禅医的满意度管理不再是纸上谈兵的面子工程，而是成为实实在在推动医院管理走向精细化、推动医疗服务质量不断提升的利器。我们来看一则案例：

编号（RCA 2021001）　　记录人：健康服务部　　时间：2021.12.9

事件发生日期	2021年9—11月	当事人	住院患者	与患者关系	—
门诊/住院号	—	患者性别	—	责任科室	收费处
责任人	财务总监	信息来源	满意度调查		
RCA小组成员： 组长：财务总监 组员：健康服务部主任、医务科科长、信息科科长、护理部主任、药学部主任、专科运营总监、收费处负责人、内训师代表、健康服务部代表					

（续表）

不良事件、投诉或纠纷内容及要求（现状分析）：

1. 9—11月3个月出院办理等候时间满意度持续下降，为住院病人满意度最短板。其中，11月病人评价中在30分钟内完成出院办理占比67.5%。

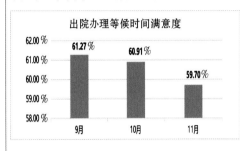

出院办理等候时间满意度

	9月	10月	11月
	61.27%	60.91%	59.70%

11月出院等候时间满意度评价		
等候时间	评价数量	占比
10分钟内	88	17.8%
10—30分钟	245	49.7%
30—60分钟	129	26.2%
60分钟以上	31	6.3%
合计	493	

2. 通过提取11月出入院办理处叫号系统数据发现，11月总体叫号12439个，其中30分钟以内叫号数9929个，占总号数的79.82%；30—40分钟内叫号数1775个，占总号数的14.27%；40分钟以上叫号数735个，占总号数的5.91%。高峰时间分析：周一到周六高峰均出现在11—12时，而与叫号系统数据进行匹配后发现，高峰时段的等待时间基本在30—40分钟，部分日期会超出40分钟，这部分的等待患者或者家属在10:30左右来到收费处取号。

出入院叫号等候数据（日期：11.1—11.30）								
	合计	星期一	星期二	星期三	星期四	星期五	星期六	星期日
总叫号数	12439	2420	2400	1846	1838	1737	1261	937
10分钟内叫号数	4077	762	679	578	507	645	373	533
10—30分钟叫号数	5852	1173	1241	1056	1007	566	501	308
30—40分钟叫号数	1775	405	362	135	287	341	202	43
40—50分钟叫号数	512	79	54	69	37	133	125	15
50—60分钟叫号数	216	1	64	8	0	52	53	38
60分钟以上叫号数	7	0	0	0	0	0	7	0
	平均	星期一	星期二	星期三	星期四	星期五	星期六	星期日
30分钟内	79.82%	79.96%	80.00%	88.52%	82.37%	69.72%	69.31%	89.75%
30—40分钟	14.27%	16.74%	15.08%	7.31%	15.61%	19.63%	16.02%	4.59%
40分钟以上	5.91%	3.31%	4.92%	4.17%	2.01%	10.65%	14.67%	5.66%

（续表）

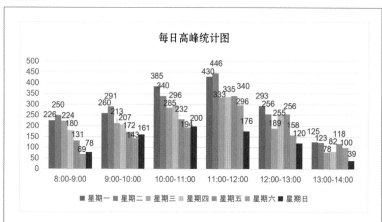

3. 病人出院流程。

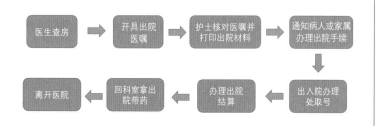

RCA规模：□全员性 □大科 □病区 ■其他
RCA演练采用形式：■集体讨论 □案例演练
讨论纪要：

1. 出院办理窗口服务情况分析：出入院办理处共有8个固定窗口，另外2楼收费及急诊收费共有3个入院辅助窗口，会根据客流情况进行开放。

2. 中心药房摆药情况分析：摆药时间：5分钟内完成占80.25%；10分钟内完成占90.69%；15分钟内完成占95.22%；30分钟内完成占99.45%。发车时间：高峰期等候发车超过30分钟。

3. 轨道物流配送情况分析：1号楼平均运输时间11.9分钟，3号楼平均运输时间4.1分钟。其中1号楼楼层越高运输时间越长。

4. 科室开具出院医嘱情况分析：①早上8点开始查房。②查房结束交班后开具出院医嘱。③护士确认并执行医嘱。以上原因导致科室出现集中开具出院医嘱的情况。

（续表）

5. 事件根本原因分析：①现场排队人多，窗口有限。②病人扎堆：A. 医生查房后开具出院医嘱时间集中。B. 病人等待出院带药时间集中。C. 临床不清楚出入院现场排队情况。③病人不清楚出院流程，导致资料不齐，来回往返多次办理。

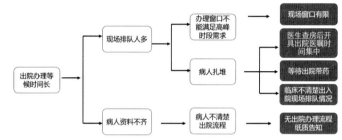

出院办理等候时间长原因分析（高峰时段）

改善目标：
100%的客户在出入院办理处45分钟内完成办理。

改进措施：

根本原因	改善计划	行动方案强弱程度	负责部门	完成日期
现场办理窗口有限	实行床边结算	中	收费处	12月31日
	制定人员调配计划	强	收费处	12月13日
医生查房后开具出院医嘱时间集中	实行分流出院	强	医务科/护理部	12月13日
临床不清楚出入院现场排队情况	建立收费处与病区联动机制	强	收费处/护理部	12月13日
无出院流程纸质告知	制作入院温馨提示手册	中	健康服务部	12月31日
等待出院带药	提前一天开具出院带药医嘱	弱	医务科/中心药房	—

1. 针对现场排队人多：① 实行床边结算，采购4台床边结算工作站；试点科室：高端产科一区、高端产科二区、新生儿一区、新生儿二区、高端儿科、儿科呼吸、儿科综合、脊柱中心、普外科、肛肠外科、泌尿一区、泌尿二区。② 制定人员调配计划，收费处根据叫号等待时间进行动态窗口调整，等待时间超过25分钟马上增补窗口，高峰期8窗全开后增设后台人员，负责对存在问题的出院患者进行处理（如联系病区开出院医嘱、回复咨询疑问等）。

（续表）

2. 针对医生开医嘱时间集中：① 对于日出院量较大的病区，要求将每天的出院患者进行分类，时段在9—12时，1、2、3个小时内按照2：4：4的比例分别安排到出入院办理处取号等待。提前一天对预计出院患者进行指导，包括需要资料、家属到院时间、缴款要求等。试点科室：脊柱中心、产科一区、产科二区、心血管一区、心血管二区、普外科、肛肠外科、泌尿一区、泌尿二区。②提前一天开具出院带药医嘱，中心药房配合提前完成摆药并及时发车。③建立出院联动钉钉群，收费处及时向各病区公布叫号等待数据，如等待人员过多，病区尽量对患者进行延迟取号的指引等；如存在未开具出院医嘱等情况，及时在群内反映给病区，病区配合处理。

3. 针对病人不清楚出院流程：印刷入院温馨提示小册子：基于患者及家属的角度，撰写入院到出院期间的指引，涵盖业务办理资料要求、流程、区域等，计划2021年12月完成内容整理并安排印刷，2022年1月可安排在各病区、服务岛及办理入院收费窗口进行派发。

改善成果追踪：

对比2022年3月（改善后）与2021年11月（改善前）的试点科室满意度变化及现场取号等候时间变化，得出以下结论：

1. 满意度对比：试点科室满意度从59.57%提升到69.53%，提升了16.72%，其中实行床边结算科室满意度提升了14.49%，实行分流出院的科室满意度提升了19.27%。

出院办理等候类型	2021年11月			2022年3月			改善对比		
	（总体）试点科室	床边结算科室	实施分流科室	（总体）试点科室	床边结算科室	实施分流科室	（总体）试点科室	床边结算科室	实施分流科室
样本量	343	196	281	314	174	263	–	–	–
满意度	59.57%	62.42%	58.13%	69.53%	71.46%	69.33%	16.72%	14.49%	19.27%
10分钟内	17.78%	21.94%	14.95%	26.43%	34.48%	23.57%	48.63%	57.18%	57.72%
10—30分钟	49.56%	47.96%	51.96%	58.60%	48.85%	62.36%	18.23%	1.86%	20.02%
30—60分钟	26.24%	25.51%	25.62%	12.10%	13.22%	12.55%	−53.88%	−48.18%	−51.03%
60分钟以上	6.41%	4.59%	7.47%	2.87%	3.45%	1.52%	55.31%	24.90%	79.65%

（续表）

2. 现场取号排队等候时间对比：对比改善前，在10分钟内占比从34.07%提升到49.73%，提升了45.96%；30分钟内占比从81.51%提升到99.46%，提升了22.02%；30分钟以上占比从18.49%降低至0.54%，降低了97.08%。

出入院办理叫号等候时间			
	2021年11月	2022年3月	对比
总叫号数	13447	10584	−21.29%
0—10分钟叫号数	34.07%	49.73%	45.96%
10—20分钟叫号数	26.30%	39.80%	51.33%
20—30分钟叫号数	21.14%	9.94%	−52.99%
30—40分钟叫号数	14.12%	0.51%	−96.39%
40—50分钟叫号数	3.35%	0.03%	−99.15%
50—60分钟叫号数	0.97%	0.00%	−100.00%
60分钟以上叫号数	0.05%	0.00%	−100.00%
	2021年11月	2022年3月	合计
10分钟内叫号数	34.07%	49.73%	45.96%
30分钟内叫号数	81.51%	99.46%	22.02%
30分钟以上叫号数	18.49%	0.54%	−97.08%
50分钟以上叫号数	1.02%	0.00%	−200.00%

3. 原定目标100%的客户在出入院办理处45分钟内完成办理已实现，且远超预期：99.47%的客户在30分钟内完成办理。

持续改进：
计划将出院患者床边结算覆盖科室进一步扩大，并在全院范围内推行分流出院。

满意无止境，一线员工的主动参与程度是关键。禅医提倡员工要主动服务、耐心服务，以细心、热心来提升满意度。4岁的桐桐（化名）因溺水不幸成了"植物人"。当患者家人走进病区，护长一眼就察觉出了桐桐父母的焦虑情绪。从那一天开始，护长每天上班后第一件事就是主动去找桐桐父母聊天，召集同事们成立了关爱小组，帮其解决住院期间的生活难题，向他们详细讲解桐桐的治疗进展，鼓励他们恢复信心，坚持治疗。经过医护人员的悉心治疗，半年后，桐桐恢复健康，重新回到幼儿园，护士长和医护小组也因为用心的付出，成为桐桐父母口中逢人就夸的"天使"。

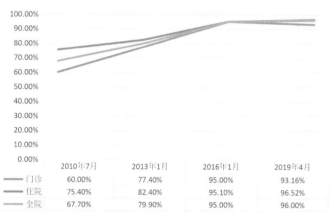

用心的付出，换来的不仅仅是满意度，还有服务对象发自内心的认可。脊柱外科病区的陈奶奶因思念家人，晚上情绪消沉，暗自落泪。值班医生在夜间巡查病房时发现了她的情绪波动，立即把陈奶奶的病床推到自己的办公室内，为她沏上一壶红茶，播放舒缓的音乐，陪着她拉起来家常，直至她酣然入睡之后，才与护士一起把陈奶奶推回病房。第二日上午，值班医生与陈奶奶家人取得联系，请她的家人多打视频电话，多来医院看望老人。陈奶奶的心情由此大为好转，出院时拉着医生的手久久不肯松开。

数年后，陈奶奶因疾需要入院，她要求家人送她到禅医治疗，家人问起原因，她答道："因为禅医的治疗不仅信得过，还有家的感觉。"

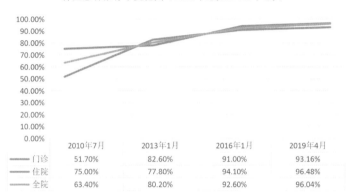

禅医患者推荐率变化图（2010年7月至2019年4月）

	2010年7月	2013年1月	2016年1月	2019年4月
门诊	51.70%	82.60%	91.00%	93.16%
住院	75.00%	77.80%	94.10%	96.48%
全院	63.40%	80.20%	92.60%	96.04%

正是这种自动自发的主动服务，使得禅医在点点滴滴中赢得了患者的认可与赞赏，建立起个人和医院的良好口碑。禅医也在极力通过满意度考核指标的"指挥棒"作用下，促使全院员工心无旁骛地提升服务质量，提高服务对象的满意度。

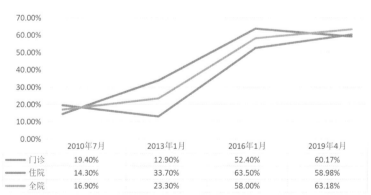

禅医患者忠诚度变化图（2010年7月至2019年4月）

	2010年7月	2013年1月	2016年1月	2019年4月
门诊	19.40%	12.90%	52.40%	60.17%
住院	14.30%	33.70%	63.50%	58.98%
全院	16.90%	23.30%	58.00%	63.18%

禅医的满意度考核指标不是机械地照搬理论，而是将满意度评价分为患者满意度问卷调查、服务事件投诉、科室内部服务品质管理（仪容仪表、服务态度、服务流程、6S管理）三大块内容，创新性地细分为总体感知指数、环境设施指数、系统运作指数、人员服务指数4个评价指数，每个指标的层级依据部门分类细化、逐层递进。如：将门诊服务质量满意度的总体感知指数设定为整体印象、回头指数、推荐指数、价值指数4个指标；将门诊服务质量满意度的环境设施指数设定为环境设施、空间布局、卫生清洁（包括卫生间清洁、药房清洁、医技科室清洁）、标识指引、等候区环境（包括药房等候环境、医技科室等候环境）5

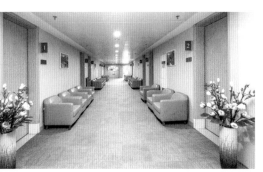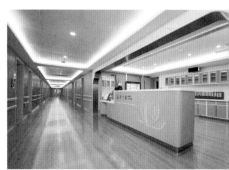

VIP体检中心候诊区　　　　　　　　产科病区

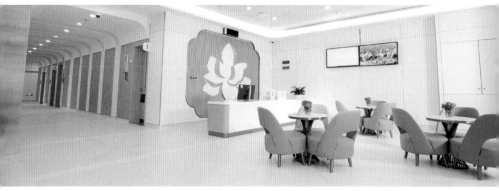

产科门诊候诊区

个指标；将门诊服务质量满意度的系统运作指数设定为挂号便捷、就诊流程、取药流程、取药等候、检查流程、检查等候、停车服务7个指标；将门诊服务质量满意度的人员服务指数设定为抱怨处理及时性、医生服务（医生尊重指数、医生仔细聆听、医生沟通解释、医生隐私保护）、护士服务（护士尊重指数、护士仔细聆听、护士沟通解释、护士服务态度）、医技服务（医技服务态度、医技隐私保护、医技沟通解释）、药师服务（药师服务态度、药师沟通解释）、导诊服务（医技导诊服务态度、分诊导诊尊重指数、分诊导诊仔细聆听）、收费员服务、保洁服务、保安服务9个指标。将住院服务质量满意度的总体感知指数设定

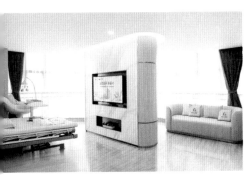

产科套房病房

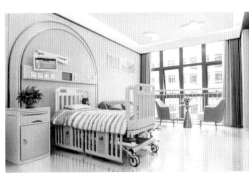

儿科病房

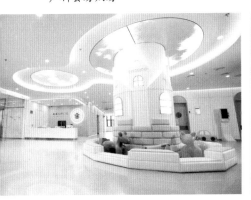

儿科门诊

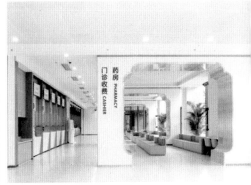

门诊收费及药房等候区

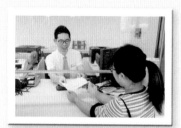
出入院办理服务

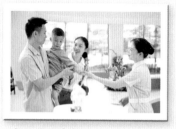
亲切的导诊服务

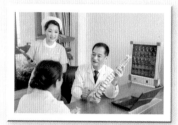
医护细致为患者解释病情

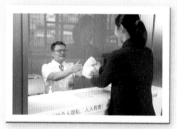
药师耐心指导用药

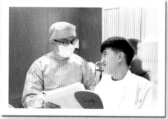
医生与患者沟通治疗方案

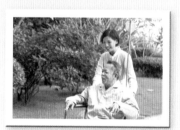
亲切适宜，用心服务

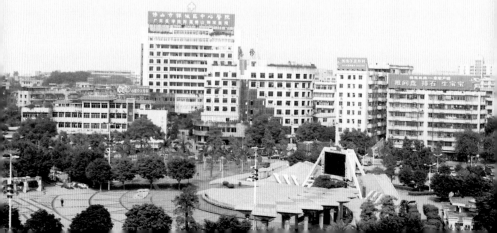

为回头指数、推荐指数、疗效指数、价值指数、整体印象5个指
标；将住院服务质量满意度的环境设施指数设定为环境设施、病
房安静、卫生间清洁、标识指引4个指标；将住院服务质量满意
度的系统运作指数设定为入院便捷、出院便捷、出院办理等候时
间、检查安排、账单信息、出院取药等候时间、食堂7个指标；
将住院服务质量满意度的人员服务指数设定为医生服务（医生尊
重指数、医生仔细聆听、医生沟通解释）、护士服务（护士尊重
指数、护士仔细聆听、护士沟通解释）、查房制度落实（主任查
房、护士长查房、医生查房、入院查房及时性）、按铃响应及时
性、隐私保护、家属尊重、疼痛帮助、检查安排、用药指导（药
名告知、功能告知、副作用告知）、出院宣教（出院宣教执行、
出院健康告知）、陪护服务、配送服务、保洁服务13个指标。这
些指标构成顾客体验闭环，其科学性、合理性、可操作性、可量
化性让满意度管理有的放矢。

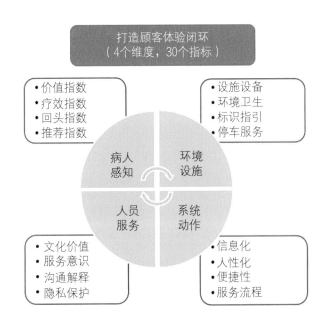

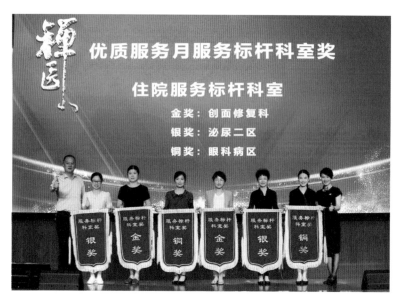

禅医优质服务月表彰活动中，由院领导为"优质服务标杆科室"获得者颁奖

　　数据的及时性和真实性是满意度管理的基础。禅医联合问卷网开发患者体验管理（CEM）系统，通过公众号对就诊结束的门诊患者和住院及出院患者推送问卷调查。门诊患者在取药时推送调查（无需取药的科室在首次缴费时推送），住院患者在入院第三天推送，出院患者在出院办结后推送。除了电子问卷调查外，禅医还安排工作人员或委托第三方调查机构通过发放爱心卡、电话随访、神秘访客、床边随访、病友交流会等方式收集服务对象的各类意见和建议，由健康服务部依据《禅医病人满意度（服务质量）考核细则》采取100分制进行评分。健康服务部每天对服务对象提出的服务质量问题向相关部门或科室反馈书面信息，督促相关部门及时整改。每季度对满意度调查结果进行汇总分析并向科室反馈，对各科室的满意度情况进行绩效考核。对综合考核不达标的科室，对科室经营责任人进行绩效金额或绩效分扣罚。

对收到服务对象锦旗、书信或者其他形式表扬者，纳入年终"服务之星"评选参考依据，并予以奖励。对全年患者满意度考核得分排名与表扬次数排名综合评价表现突出的科室，授予"优质服务标杆科室"称号，并予以奖励。

通过这一系列常态化的数据监测和跟踪反馈，禅医实现了对医院服务流程和服务质量的动态检视，在大量的数据分析和反馈实践中完成了对医院服务模式的探索、提炼、修正，倒逼医院管理由"以院长满意为中心"转向"以服务对象满意为中心"，日积月累，最终形成了令人信服、具有禅医特色的服务管理模式。

禅医服务模式不仅给禅医的业务量带来了井喷式的增长，也使禅医的管理水平和服务水平跻身国内同行前列，顺利通过JCI国际认证，连续五年蝉联全国非公医院竞争力排行榜（艾力彼医院竞争力"社会办医·单体医院100强"）第一，两次以高标准通过三级甲等医院复审，成为国家改善医疗服务创新医院和粤港澳大湾区公共服务的明星机构。

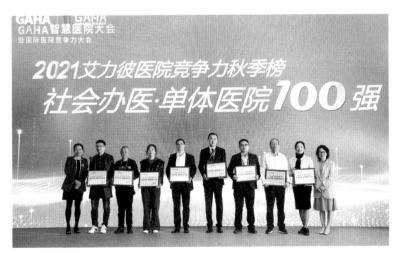

医院竞争力"社会办医·单体医院100强"授牌现场

回眸中国卫生健康行业数十年来的发展历程，我们深刻感受到：从解决"缺医少药"的最初梦想到解决"看病难、看病贵"的全民疾呼，从"维持生命质量"的基本需求到"追求更高健康生命质量"的国民共识，老百姓对卫生健康行业的关注度一直不曾弱化，对身心健康的需求一直在不断增长，对医疗卫生机构的服务预期一直在水涨船高。"满意度是医院的生命线"这一管理理念的前瞻性和精准性永不褪色，改革永不停步。禅医正是在这一理念的支撑下，找准了医疗机构竞争的独门秘籍，大胆改革，善于创新，才能取得如今骄人的成绩。禅医的经验也再次揭示了一个普遍的道理：无论是个人或是机构，只有成人达己，成己为人，向美而生，向善而行，才会有冲破迷雾、笃定前行的信心，才能在风雨彩虹中昂首前进，迎来属于自己的广阔天地。

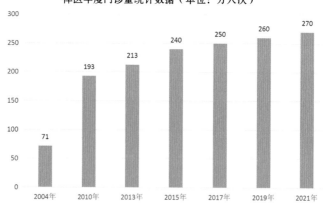

禅医年度门诊量统计数据（单位：万人次）

第三章

医院文化

高质量发展的灵魂

无一众生而不具有如来智慧，
但以妄想颠倒执着而不证得；
若离妄想，一切智、自然智、无碍智则得现前。

——《大方广佛华严经》

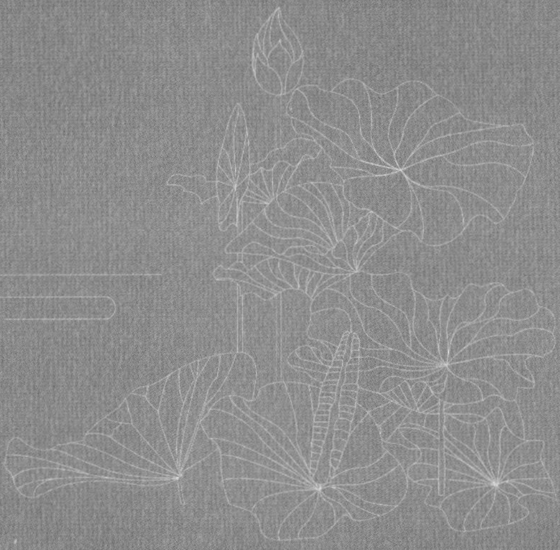

能让一个团队初心不改、人心不散、无畏前行的，唯有文化的力量。文化是能够被传承和传播的思维方式、价值观念、生活方式、行为规范、艺术文化、科学技术等，它是人类对客观世界感性上的知识与经验的升华，是被大众普遍认可的、能够传承的物质表象与精神内在的集合。《易·贲卦》象传曰："刚柔交错，天文也；文明以止，人文也。观乎天文，以察时变；观乎人文，以化成天下。"文化是我们在不断认识自我、改造自我的过程中，在不断认识自然、改造自然的过程中，所创造的并获得人们共同认可和使用的符号与声音的体系总和。

医院文化是在一定的政治环境和社会经济条件下，医院在长期的医疗服务实践中所形成的、日趋稳定的、为全体医院员工遵循的共同意识、行为准则、道德规范、价值观念、物质积累的总和。医院文化衍生于组织文化，1935年，美国学者麦克依陈（MacEachen）出版了《医院的组织和管理》一书，开启对医院文化的研究。数十年来，医院文化的研究呈现百家争鸣之态，通常将医院文化分为理念文化、制度文化、行为文化、物质文化四个层次。其中，理念文化是医院文化的核心和灵魂，是医院全体员工在长期实践中建立起的群体意识，是医院发展的原动力。理念文化包括医院精神、战略目标、价值取向、理想信念、服务理念等。制度文化是医院文化的尺度和管理保障，包括管理体制、管理目标、组织结构、政策法规、规章制度及工作守则等。行为文化是医院文化的主观展现和形象展示，包括全体员工的服务态度、言行举止、穿着装束、精神风貌、人际关系等。物质文化是医院文化的物质保证和外显，包括医院环境、医疗设备、服务设施、标识标牌、医疗质量、文化网络等。医院文化是将现代管理技术工具与人文情感融会贯通的最佳黏合剂，是促进医院高质量发展、提高医院核心竞争力的重要途径。

与追求利益最大化的企业不同，救死扶伤的行业天性让医院文化天然就带有公益性、道德性、人文性、服务性、协同性的基因特质。在具体的实践中，医院文化发挥着凝聚、导向、激励、约束、提升竞争力等作用。医院文化能通过文化潜移默化的熏陶和影响，将医院的目标和信念传达给员工，引导员工认同并接受医院的价值观，激发员工紧密团结，将医院的目标与自己的奋斗目标联系在一起，让员工更高效、更心无旁骛地为实现医院目标、实现自我价值而共同奋斗。医院文化通过管理制度和道德规范来对员工思想和行为进行约束，引导员工树立起正确的世界观、人生观和价值观，将医院管理制度转化为员工内在的、自觉的行为，促使医疗服务行为更加主动、自发、规范。医院文化能够向患者、社会展示医护人员的精神风貌、良好形象，医护人员良好的形象又有助于提高患者的满意度，赢得社会对医护人员的尊重、理解和支持，进而提高医院的社会美誉度和竞争力。毫不夸张地说：医院文化是现代医院的核心竞争力，是医院高质量发展的灵魂，是检验医院管理水平的试金石。

文化的厚度决定了医院发展的宽度，一所医院若想基业长青，就需要竭尽全力满足患者的健康需要和员工的合理诉求，同时要积极关注政府、社区、供应商和社保部门等利益相关者的利益诉求；既要考虑近期的利润增长和医疗市场扩大，又要考虑长远性的持续增长；既要追求经济效益，又要追求社会效益，承担相应的社会责任。这就促使医院管理者在运维过程中必须统筹兼顾，善于通过文化的柔性和黏性来夯实医务工作者以人民健康为中心的初心，坚守纯粹医者信念，强化患者需求导向，持续改善医疗服务。善于通过文化的尺度和温度来求同存异，激发医务人员对工作高度负责、对人民高度热忱、对技术精益求精的不竭追求，凝聚支撑医院高质量发展的精神力量。善于通过文化的感染力和号召力来唱响大医精诚、医者仁心主旋律，推动医院体系创新、技术创新、模式创新、管理创新，以充满人文关怀的医疗服务赢得患者、社会的信任和尊重。禅医领导者很早就意识到了这一点，将医院文化视为医院高质量发展的基石。禅医终身院长谢大志先生曾深有感触道："回顾禅医的发展历程，唯有两个字最能代表我的心境：禅创。"

"禅创"是禅医文化的理念内核，是禅医人在几十年的惊涛骇浪中形成的高度共识。数十年的探索实践让禅医的管理者认识到：医院文化不是空中楼阁，不能闭门造车或是突发奇想，更不能东拼西凑或是照搬照抄，必须契合所在地区的人文特性，被员工和社区群众广泛认同，才会有生命力。禅医文化根植于佛山市禅城区独有的禅文化和岭南文化，"禅"字不仅仅代表着医院"医中有禅，禅中有医"的佛山禅城之缘，还是一种豁达通透的岭南智慧，一种包容万物的南粤境界，其本质是修心、养性，是对每一个生命不分尊卑贵贱的珍视和友善，是处变不惊的包容和笃定。这种来自于本乡、本土的亲和性和包容性，让禅医文化不仅获得了医院员工的广泛认同，也获得了佛山市民的广泛认可。"创"字不仅有坚持创新的拼搏之意，还是一种敢闯敢拼的精神，一种永不停步的追求，其真谛是自强、进取，是对梦想的不舍求索，是在困难中寻找希望，在创新中汲取动力的坚韧。

对一所并非衔着金汤匙出身的医院而言，医院文化建设是一个艰难开拓的过程，考验医院决策层的智慧、决心、毅力。禅医文化建设之念起源于医院领导团队的高瞻远瞩。21世纪初，时任医院院长的谢大志先生就率先提出要高度重视医院文化的作用，他多次强调："禅与医是将优秀传统文化与现代医学科学融为一体，用精湛的医术去表达爱心、善心的医院文化。医与禅，二者要毕生修炼，精进升华。开展医院文化建设就要是脚踏实地，以真、善、美回馈社会，体现人生价值。"他率先提出"三圆服务"文化管理模式，将服务对象列入医院各种资源环绕的中心位置，每一个岗位、每一个员工都有服务对象，将"满意度是医院的生命线"的服务理念渗透入医院各个岗位之中；将临床一线资源直接紧贴于服务对象周围，制定了"全员、全流程、全周期"的人文服务标准，把"以人为本、视病犹亲、善心善念"的医院文化哲学转化为临床一线工作人员的执业准则；将行政管理后勤等系统置于临床一线的外圈，构建"爱的磁场"文化支持体系，将禅医原有的管理文化顺利转化为服务型的管理文化，让禅医充满和谐氛围，充满人文关怀和生命力。在他的带领下，禅医人不断从传统与现代标杆医院中吸纳先进经验、管理智慧、人文精神，积极传承创新，丰富升华，逐渐形成了有禅医特色的文化理念。

在禅医，人们坚信：医院文化建设就是解放思想，敢于突破，勇于探索，勤于实践，兢慎敏锐，善于把握机会的改革创新精神；就是注重品质与品牌，注重形象与内涵，专注执着、强调学习、追求卓越的精益求精精神；就是融合了对工作高度负责、满腔热忱的白求恩精神和"博爱、关怀、尊重"的大医精诚的敬业精神；就是"共同的城市，多元的文化，相同的追求"理念支

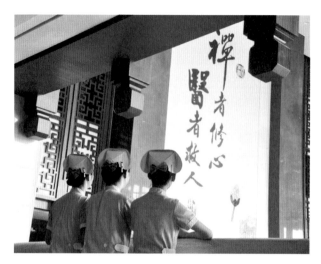

禅医精神烙印
在每位禅医人
的心中

持下的吸纳包容精神；就是关心社会、关注民生、关怀生命，时刻体现责任感与使命感的参与有为精神；就是以人为本，以德为先，以诚相待，以信立业，人性化与现代化协调统一的和谐自然精神；就是强化管理，注重效能，讲究效率，善用资源，控制成本的精干务实精神；就是爱院爱岗，相互扶持，相互协作，讲究团队与整体力量的同舟共济精神；就是领导对员工爱护、医护对患者负责、医院对社会关心、社会对医院信任，在满意与忠诚基础上建立的互惠多赢精神。

在禅医，人们坚信：医学是爱的产物，是人性善良的表达。正如终身院长谢大志所言："我们每天做好本职工作，用心对待每一位病人，就是修行、就是做善事、就是慈悲、就是大爱。"鉴于此，禅医将"禅者修心、医者救人"确立为医院的文化精神，将"诚信仁容·精进卓越"作为医院的核心价值观，将"以人为本，视病犹亲，以德为先，追求卓越，亲切、适宜、用心、服务"作为医院的服务理念，并将自身功能和服务定位明确为：

"以救死扶伤为神圣天职，以人为本、追求满意度与忠诚度，进一步增强综合实力，打造专科品牌，注重品质与服务，不断提高效率、降低成本、服务社群。"在这一战略思路的引领下，医院才走出了一条特色发展之路。

禅医人坚信：发展才是硬道理，只有始终坚持改革创新，才能保持强劲的高质量发展之势。在禅医的发展历程中，医院始终坚持科技、人才兴院，把改革创新提升到医院发展的战略高度。始终坚持以人为本，医疗、护理、医技、药学、后勤、行政融通协调，全面发展，把创新融入每一个人的血液中。始终坚持以优秀传统文化和时代创新精神为引领，在管理上、技术上、服务上与时俱进，敢为人先，进而广纳八方英才，聚心聚力地将医院建设朝着"人人称赞，个个向往，快乐幸福家园，医疗保健事业高地。转型升级，逐步走向国内名院与国际化接轨医院"的愿景方向不断推进。

理念要想落地，离不开医院管理决策者的坚守和付出。禅医副院长招顺带女士不仅是禅医文化的创建者之一，更是"禅医式服务"模式的创始人，是禅医文化的推动者、实施者、传承者。她二十年如一日地推广禅医文化、传承禅医文化，每年为新入职员工讲解禅医文化，传播火种，并以内训师为抓手，为禅医培养出一批优秀的管理人才，让禅医文化赓续常新。

文化要想传承，离不开制度的加持。禅医文化能赓续至今，靠的是责任到人、覆盖全流程、高度数据化和标准化的制度文化，在长达20年的时间里，禅医参考借鉴新加坡、美国等地标杆医院的管理经验，依据《三级综合医院评审标准》和《联合委员会国际部医院评审标准》，对医院各项工作流程和岗位进行了系统梳理，建立了《医疗质量数据管理制度》《医疗质量管理人员培训和考核制度》《医疗质量内部现场检查与公示制度》《医疗风险管理制度》《医疗投诉管理制度》《连续性医疗照护制度》《多学科综合诊疗制度》《日间手术管理制度》《昏迷或依赖生命支持患者照护制度》《易受虐或疏忽患者管理规程》等在内的188项医疗管理制度，《专科护士培养与管理制度》《患者入出院护理工作制度及服务流程》《重点环节应急管理制度》《移动护理PDA管理规则》《护理不良事件非惩罚制和问责制》《优质护理服务考评激励机制》等在内的81项护理管理制度，《医院感染暴发应急处置流程》《医务人员防护用品选用原则及穿脱流程》《医务人员职业暴露管理制度》《医院感染暴发报告与控制制度》《多重耐药菌感染预防与控制制度》《利器与针头安全处理制度》《医院超声探头消毒制度》《软式内镜清洁消毒制度》等在内的132项院感管理制度，《新药评审引进采购管理制度》《药品贮存和养护制度》《药品不良反应监测报告与管理制度》《突发事件的药事管理应急制度》《处方点评制度及实施细则》《输液质量管理制度》《临床合理用药管理制度》等在内的63项药事管理制度，《SOP文件管理规程》《会议室管理制度》《党委与行政领导班子议事决策制度》《保障基本医疗服务制度规范》等在内的148项行政管理制度，《消防火灾应急预案》《暴力事件应急处置预案》《反恐（治安）突发事件应急处置预案》《儿童走失应急预案》《台风应急预案》《有害物质泄漏处理规范》《视频监控系统管理制度》等在内的107项后勤管理制度，构成了"事事有标准、事事有人干、事事有着落、事事有记录、事事有审核、事事有监督、事事有结果"的制度体系，成就了令同行赞叹的雷厉风行的禅医文化风格。

医疗健康服务的开放性注定了医院文化不应该成为精英文化和小众文化，医院文化的本质是大众文化，只有在众人的参与之下，文化才能保持活力；只有在众人的互动之中，文化才能保持魅力；只有在众人的践行之中，文化才能转化为医院高质量发展的动力，以实实在在的效果来赢得更多的认可。禅医深知要让大众信服禅医的服务，认可禅医的品牌，唯有通过文化的引导来练内功，通过文化的催化来强内涵，通过文化的标杆来树形象，通过文化的感染来暖人心。

2008年9月，禅医开展了面向全院员工的"禅医信条"征集活动，期望通过这个活动，让全员深度参与医院文化建设，提炼总结出为每个禅医人所认同的、属于禅医人自己的信条。每位员工对这一活动都给予了极大的关注和支持，不到一周时间，活动办公室共收集到超过1000条的信条作品。这些作品既与优秀中华传统文化、和谐社会时代精神、行业规范职业文明、佛山禅城岭南人文相融洽，又贴近禅医实际，反映禅医理念，体现禅医文化，代表禅医精神，具有禅医特色。入选的"禅医信条"经全体员工投票、评审小组初评、专家委员会复议和院领导审核后，通过医院六届二次职工代表大会表决，于2009年7月9日召开的禅医信条公布表彰大会上，"禅医信条"二十条正式向全社会发布。凝聚着禅医从院领导到每一位普通员工热情和智慧的"禅医信条"，内容涵盖文化、团队、质量、服务、专科、安全、执行、细节、激励、培训等多方面，不只是书面文字的简单表达，更是禅医人具体行动的体现，是禅医体制改革以来禅医人思想、精神、观念、心态、作风和行为的真实写照。

"禅医信条"二十条

一、禅医将优秀传统文化与现代医学科学融为一体，用精湛的医术去表达爱心、善心。医学与禅，更多的是感悟，二者都要毕生修炼，精进升华。

二、禅医人必须认同并践行禅医的办院宗旨、文化、理念和价值观，自觉遵守各岗位职责与院规。

三、在禅医，每位员工都是主人，平等、互信、互尊、互爱，共同为禅医的发展而奋斗。

四、禅医最宝贵的是禅医人，忠诚与技能、责任心与爱心是禅医人最可贵的品质。员工与患者的忠诚与满意度，是医院追求的永恒目标。

五、"医院好，大家好""医院是我家，发展靠大家"是每位禅医人的座右铭。

六、我们都是医院的亲善大使，无论何时何地都要正面宣传医院，使更多的人了解我们的医院，任何情况下不发表不利于医院的言论。

七、真诚的微笑，永远是患者的阳光，是最好的问候。笑口常开，健康常驻。

八、禅医的诊治应该让患者感觉人性、安全、规范、便捷、经济、舒适，患者把生命托付给我们，质量就是生命线。

九、对待病人，就像对待自己的亲朋一样，用心为他们服务。看一个病人多交一个朋友，医院认同病人多、朋友多的员工。

十、木桶装水多少既取决于组成木桶的每条木板的长短，更取决于每块木板之间有无间隙。团队力量与协作精神是禅医的核心竞争力之一。

十一、成长是最大的目标，培训是最大的福利。重视培训，接受培训，才能与医院共同成长。

十二、说得好不如制度好，制度好不如执行好，争做信使"罗文"，自动自发排除困难，不折不扣地完成工作任务是种优秀的品质。

十三、细节决定成败，细节体现品质。

十四、安全是医院生存、发展的基本保障。维护安全、预防事故是每位员工的职责。一时的疏忽，可能导致一切努力前功尽弃。

十五、"开拓创新、推动项目"是医院发展的原动力。富于创新的人，完成好每个项目的人，是医院贡献最大的、值得全院尊重的人。

十六、医院的品牌就是自己的品牌，我们要像呵护自己的孩子一样，精心培育禅医品牌，不断打造出像"禅医三宝"这样具有影响力的优秀品牌。

十七、每个人都可能做错事，但不能重复做错事，能把坏事变成好事也是一种智慧，千万不能把好事做坏。

十八、态度决定高度，态度决定效率，和谐源于态度，关键在于态度。唯能力而培训，唯态度而聘用。

十九、激励体系是绩效考核的延伸，是禅医可持续发展的制度创新。禅医为每位员工做好绩效档案，把今天的贡献与未来长远的利益（名誉）紧密联系起来。

二十、忙是工作，忙是价值，忙是营养。快乐工作，快乐生活，工作和生活都因充实而有幸福感。

　　"禅医信条"将医院文化以具体化、条理化的方式进行大众化的传播，成为禅医文化的行为展现。医院以"禅医信条"正式发布作为医院文化建设的引子，组织全院员工学习并考核，陆续推出"信条征文""信条标兵"等活动，定期开展新人培训、案例演练、检查督导、效果评估，让每位禅医人都知道信条、理解信条、认同信条、实践信条，牢固树立了禅医人的价值取向、精神世界和人生哲学，使禅医文化成为禅医人的行为准则、价值坐标和精神支柱。

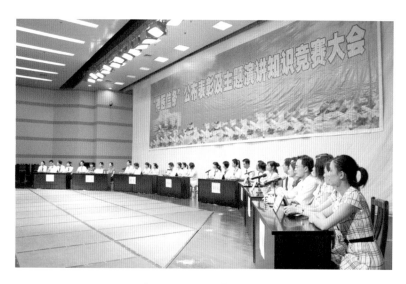

"禅医信条"公布表彰及主题演讲知识竞赛大会现场

　　禅医的"禅创"文化强调人情味。在禅医，"医院好，大家好"的理念深入人心，"视病犹亲，看一个病人交一个朋友"，"每个人都是医院的形象大使，任何时候都要正面维护医院形象，珍视社会责任、公众品牌形象"被每个人自觉遵循，管理者始终高度重视对员工的关怀关爱，时时刻刻为医院发展和员工福祉着想。员工爱院如家，忠诚地维护医院，尊重和追随管理者。

科室之间默契配合，相互搭台，协同发展。同事之间互助、互爱、互敬，和谐和睦，阳光健康。整个医院有着强大的凝聚力和良好的团队精神，和衷共济，亲如兄弟。在涉及医院改革和发展大计的职工代表大会上，三次无记名投票都获得职工代表全票通过，这被人评价为医院改革过程中的奇迹！正是因为人心所向，有了强大的群众基础，禅医改革才顺利启动并全力推进。

每逢春节期间，禅医人都有自己独特的庆祝大团圆、大丰收的方式——"禅医春晚"。这项项活动已经延续传承了数十年，成为禅医人辞旧迎新的文化盛宴。"禅医春晚"上的所有节目均为禅医人自编自导自演，整台节目在临床工作不受干扰的情况下于一周内完成，每个节目都能恰当地展示医院的内涵和成绩，把医院的年度大事融入节目中，体现禅医人"快乐工作，快

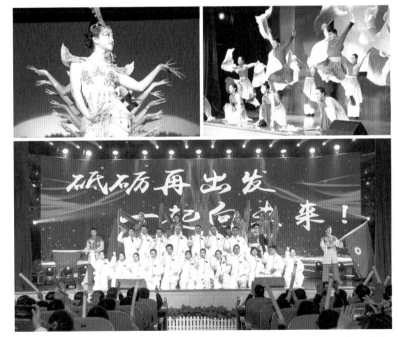

一年一度的"禅医春晚"，展现禅医人开拓创新的风采和成绩

乐生活"的理念以及对美好生活的梦想和追求，生动地诠释和彰显禅医的核心文化。

禅医的"禅创"文化强调细节关爱。禅医提出"细节体现品质"，在电梯厅里，能看到每个电梯门楣上方都有温馨提示：（对员工）"请在乘坐电梯时对同乘者随时给予关注、帮助和照顾""在电梯拥堵时，四楼以下请尽量走楼梯，把电梯让给病友"；（对病友）"请按先出后进原则依次序搭乘电梯，保持良好公共秩序""请让需急救者、老年人、残疾人、孕妇优先搭乘，彰显美德"。禅医员工年复一年早已养成了事事以患者为先的服务理念，而在他们的影响下，患者及家属也相互礼让，文明乘梯。另外，在电梯门上也有不少巧思，如张贴上荷花装饰画与结合专科特色的医护座右铭，用优美的图画、令人信任的医护形象，极大抚慰了病患及家属的焦虑情绪。

乘梯时，只要有禅医的工作人员在电梯里，就会主动站到电

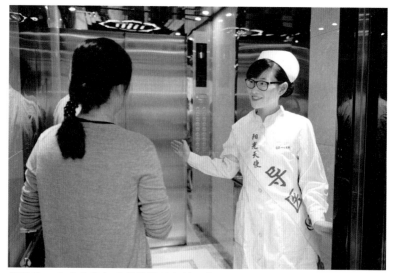

禅医员工主动为患者及家属提供电梯服务

梯按钮旁边，为来到就诊的病人及家属提供服务。电梯顶的蓝天白云和绿色的树叶，让躺在医用推床上的患者也能看到生命的希望。院内的垃圾桶也不是冷冰冰的不锈钢，而是设计有禅医院花元素，既高雅又有温度。为缓解患者停车难，医院工作人员自己选择其他交通工具，为就诊者腾让更多的停车位。

禅医的"禅创"文化强调自动自发。禅医要求全体员工对就诊者在院期间要主动关怀，全心全意。就诊者治愈出院后，医院鼓励、支持医护人员主动登门进行健康随访，对出院后病人出自感谢的宴请活动，要求医护人员一定参加，与患者做朋友。有一次，骨外科的张医生接诊了一位需急诊手术的患者，他凑够了所有积蓄仍差一两千元的医疗费用，只能很着急地问张医生："我刚来佛山打工，还没什么钱，能不能麻烦你们帮我垫付，我凑够了钱一定再来还给医院。"深受医院文化影响的张医生毫不犹豫地为患者垫付了医疗费用。两个月后，患者不仅信守承诺来还款，还介绍了许多他的同乡和朋友来禅医就诊。近悦远来，这种文化体验让禅医多次收获满意度评价好评。

禅医的"禅创"文化强调至善至美。为提高服务对象的就医体验感受，禅医最早在国内推出"体验服务第一站"式服务，让走进禅医的人能在第一时间内遇见工作人员暖心的微笑、热心的招呼、耐心的指引、细心的诊疗，感受到禅医的诚意和暖意。在发现门诊有候诊患者想喝水但不知道怎么获取饮用水，发现坐轮椅的患者就诊有困难等现象后，医院立即在门诊增派人手，让工作人员穿着印有"有需要，请找我"的橙色马甲在门诊各楼层候诊区巡视，主动寻找需要帮助的就诊者，提供及时的支援。在发现一些就诊者因为检查而耽误了用餐，禅医推出了"流动点心

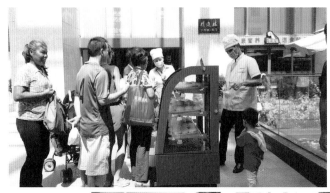

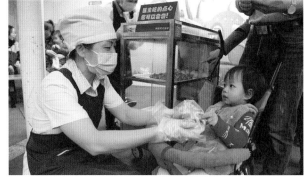

禅医的流动点
心车为患者提
供低于市场价
的点心

车"，以低于成本价50%的价格，将香甜可口的点心送到有需要
的就诊者手中。将医院精进楼的黄金位置用来做平价快餐，为就
诊者和他们的家人提供低于市场价的贴心服务。

　　禅医还是国内首家为员工和社会爱心人士提供艺术展示平台
的医疗机构。医院每个月为就诊者举办"禅医艺术阁"活动，用
艺术的多样表现方式，让医院不仅是治疗身体的场所，还能为就
诊者送去康宁和祝福。

　　禅医的"禅创"文化强调大爱无私。2005年3月5日，禅医成
立了佛山市卫生系统第一支爱心志愿者队伍，引入义工自愿服务
模式，在为患者无偿提供帮助的同时，用义工的言传身教感染每
一名员工，引导员工对服务对象付出真心真情，奉献大爱，共同

携手营造禅医"爱的磁场"。禅医志愿者团队成员主要由禅医员工、医学院学生和社会热心人士组成，已有实名注册志愿者730人，持证志愿者人数433人，其中，最年长的志愿者已77岁。年近七旬的英姐就是禅医的第一批志愿者。近20年来，她风雨无阻，每周2次到医院做义工，不仅自己伸手帮助病患，活跃在医院的各个科室，还主动带领着其他义工和社会热心人士加入禅医志愿者团队，成为佛山市民喜爱的禅医天使。成为一名禅医义工不仅是奉献和付出，也是收获和成长。禅医志愿服务队为高校学生志愿者设计了"2+1"志愿服务模式，每名学生至少完成2次的日常志愿活动（门诊部、住院部各1次），然后以小组为团队，各自发挥创意或才艺，通过赠送亲自制作的祝福卡、纸折玫瑰或才艺表演等形式在病房开展惊喜服务，为住院的老人、小孩等送去祝福和欢乐，在温暖病人的同时，自己也收获了对生命的

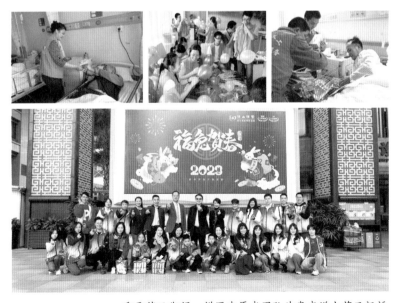

重要节日期间，禅医志愿者团队为患者送上节日祝福

敬畏和感悟。禅医志愿者团队定期接受医院的专业培训，积极开展关爱和温暖就诊者的爱心行动和对外交流活动，在"i志愿"公众号平台累计发布志愿活动43场，累计志愿服务时长逾3万小时，人均志愿服务时长27.03小时，多次被《佛山日报》《珠江时报》《羊城晚报》《南方都市报》等媒体报道，荣获禅城区第八届、第九届志愿服务"金白兰奖"和"2022年度佛山市志愿服务行动力组织"嘉许。20多年来，每年大年初一的一大早，禅医志愿者团队都会和医院领导手捧鲜花和礼物到每一个病区为留院患者拜年，为他们送上新春的关怀和祝福，让留院患者少一分孤独和惆怅，多一分开心和感动。义工们的善举不仅感动了很多患者，还感动了很多禅医的员工，他们常常在休息日带着子女来医院加入志愿服务活动，诠释禅医内在之美，营造出强大的爱的能量场，让每一名走进禅医的人都不禁赞叹禅医之美。这种禅医人共同发出善念、做出善举产生的正能量，让"禅医服务好，禅医的护士都很漂亮，医生都很有爱"广为传播，成为禅医文化的亮点。

物质文化是行为文化的支撑，禅医将医院文化以符号化、形象化、品牌化的方式向全院职工和社会公众进行潜移默化的传播。禅医的文化符号（VI）通过视觉编码将"佛""禅""医"的理念充分融合，是传播医院文化、建立医院品牌、塑造医院形象的重要途径和载体。

荷花是禅医的院花，是佛家八宝之一，象征着一方净土，出淤泥而不染。她是"佛""禅"的代名词，禅医的视觉识别系统围绕基本图形荷花展开，亲和而高雅。

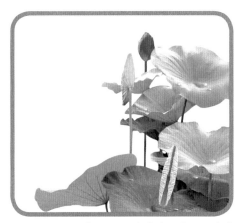

象征禅医精神的院花——荷花

禅医的LOGO（院徽）有紫色和绿色两种应用色，分别代表着荷花与荷叶的颜色。LOGO中央的红十字表明医院的医疗行业性质，围绕它的三片荷叶（荷花花瓣）组成抽象的双重心形，代表"医者父母心"，包括对患者、对员工的双重爱心，表达以人为本、重视人文、提倡仁爱的理念。

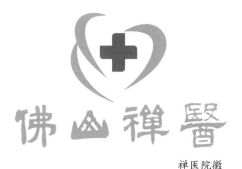

禅医院徽

禅医卡通吉祥物，宛如中国年画中跳出来的胖娃娃，吉祥、喜庆、活泼、可爱，充满地方传统特色。吉祥物一手抓荷叶，一手捧荷花，抽象化地阐释了禅医在发展普惠医疗的前提下积极开展高端医疗的愿景、理念和模式。

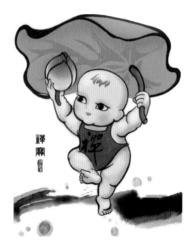

禅医吉祥物"禅宝"

禅医Ⅵ辅助图形运用国画白描的手法勾勒出亭亭玉立、一枝独秀的荷花，禅意深远。条纹上的万字花纹是中国古代传统纹样之一，有吉祥、万福、万寿之意。

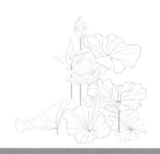

禅医Ⅵ辅助图形

禅医在坚持做好基本医疗的基础上，开展以特色专科、特色服务为核心的高端医疗，以满足社会不同层次的医疗需求。因此，禅医Ⅵ分紫色（高端医疗）、绿色（基础医疗）两个主色调——一院两区，紫绿分明（荷花与荷叶的颜色），在标识方面以广场为中轴线，划分为两大部分。左侧精进楼采用紫色，为高端特色医疗区，如盛开的荷花，提供特色专科、特色服务的高端医疗；右侧老院区采用绿色，为基本医疗区，如绿色的荷叶，提供基本、平价、优质的医疗服务。荷花、荷叶互相辉映，象征着禅医坚持推行优质、低价模式，同时加快高端医疗、特色专科建设与发展。紫色更有紫气东来、尊贵富贵之意，寓意着禅医在加盟复星医药之后多元化、集团化、国际化的变化。

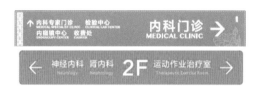

禅医导示牌

禅医重点打造的特色专科是禅医品牌文化的重要组成部分。在禅医，每一个重点学科都有特色鲜明的禅医符号，代表着禅医"禅者修心、医者救人"的初心不改，"诚信仁容·精进卓越"的使命不变。如：

禅医精三宝脊柱·关节·骨科诊疗中心LOGO由禅医终身院长谢大志先生亲自设计，主要图形展示一个人从弯腰拄拐到自由挥杆的美好愿景，寓意着其能给就诊者带来美好健康的未来。辅助图形为金色、紫色的丝带相互缠绕、连续贯通，代表了脊柱的健康和自由自在的美好生活。禅医对精三宝脊柱·关节·骨科诊疗中心的宣传也着力于其安全性和术后美好生活的愿景。

禅医精三宝脊柱·关节·骨科诊疗中心秉承"永远都是第一例"的理念，用心服务患者，在"禅创"文化的加持下，科室服务和品牌形象不断升级，门诊量、手术量高速攀升，连续多年被

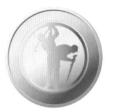

禅医精三宝脊柱·关节·骨科诊疗中心LOGO

评为"广东医院最强科室",影响力遍及全国乃至全球十多个国家,已成为名副其实的禅医第一品牌。

禅医母子康高端产科中心的LOGO是由禅医的院花——荷花构成,荷花幻化为温暖的双手,用爱托起婴儿,全心全意呵护新生命的到来,形象化地表达让更多妈妈信赖、选择的"母子康"文化。

禅医母子康高端产科中心LOGO

对禅医母子康高端产科中心的"母子康"文化打造，使"母子康"的"60年安全分娩技术""一站式的贴心母婴健康服务""佛山最好的产科环境"等标签深入人心，家喻户晓。

禅医禅养中心的LOGO是由紫色荷花与金色祥云相互交融而成的太极形象，彰显中医药博大精深的内涵和独特魅力，并以水晶和金箔的效果来展现，充分体现"通融东方智慧精华、西方先进医技"的理念。纹样配以"祥云团"来装饰，相得益彰。

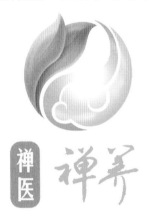

禅医禅养中心LOGO

随着"禅养"文化的推广，禅医"国医国药馆"业务持续递增，抗衰老项目成为佛山市重点医学科技项目，成为禅医第一个市级研究中心。

禅医的文化建设中除了视觉符号设计，还别具匠心地创作了禅医院歌，借助音乐的感染力，让人们更加直观地感知禅医文化。禅医院歌《菩提树与白玉兰》的词作者是禅医终身院长谢大志。谈起这首歌的创作，他说："十几年来，我们一直想有一首我们自己的院歌，中间也请过专家作词谱曲，可总觉不尽如人意。也许妙手偶得，也许精诚所至，2013年9月的一个清晨，我在上班经过医院大门前的白玉兰树下时，一朵洁白芬芳的玉兰花，顺着鼻尖飘然而下。这不经意的瞬间触发了我的灵感，一口气写下这首《菩提树与白玉兰》。"

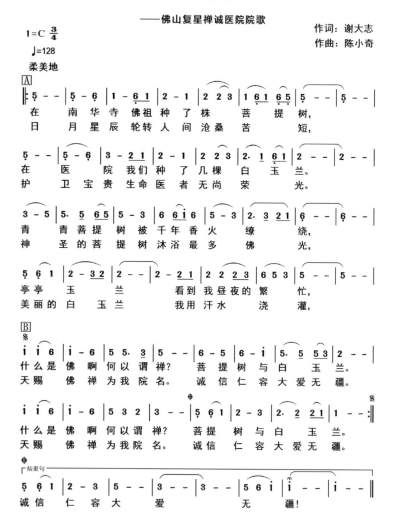

禅医院歌《菩提树与白玉兰》曲谱

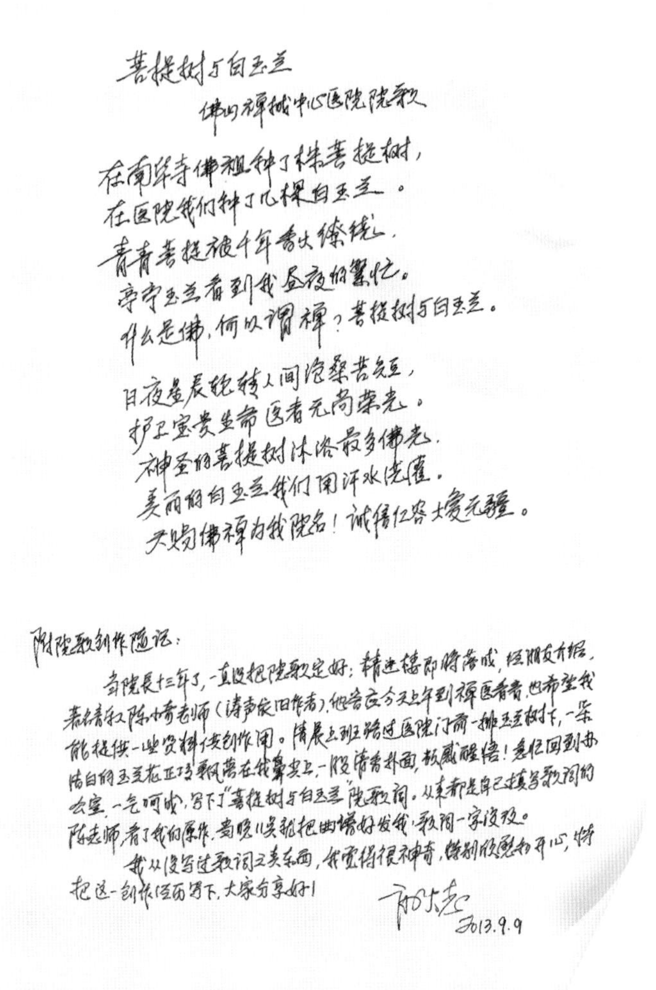

菩提树与白玉兰

佛山禅城中心医院院歌

在南华寺佛祖种了株菩提树，
在医院我们种了几棵白玉兰。
青青菩提被千年香火缭绕，
亭亭玉兰看到我昼夜的繁忙。
什么是佛，何以谓禅？菩提树与白玉兰。

日夜晨钟转人间沧桑去短，
护卫宝贵生命医者无尚荣光。
神圣的菩提树沐浴最多佛光，
美丽的白玉兰我们用汗水浇灌。
天赐佛禅为我院名！诚待仁爱大爱无疆。

附院歌创作随语：

禅医院歌创作手稿

禅医院歌寓意深刻，旋律优美、和谐宁静，传承着佛与禅的大爱与深情，得到禅医人的喜爱，在无数"禅粉们"之间得到传唱。

在众多展示禅医文化的平台和载体中，《禅医人》院刊是一个特别的存在。它已有17年的历史，前身为院报《禅医》，于

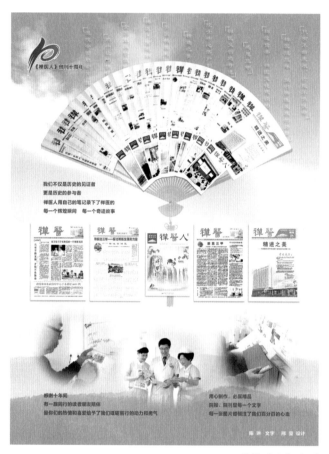

《禅医人》院刊

2006年创刊，2015年升级改版，始终不变的，是专注讲述禅医好故事、好声音的初心。它是禅医文化的使者，为禅医建设和发展代言，成为展示禅医形象品牌、传递医院正能量的主阵地。自创办以来，在文化、管理、专科、服务、融通等方面推出了"综合新闻""名医名科""一线观察""复星一家"等多个版块，并配合医院发展的重大节点，策划推出《改制三年》《感恩三甲》《精进之美》《共同抗"疫情"》《玉兰花开》等重大专题特刊，让禅医文化感化和熏陶每一位禅医员工。

医院建筑设计布局是医院文化最直观、最外在的体现。禅医的医院建筑风格是外方内圆，"外方"代表医疗的严肃严谨，讲究规范尺度，有标准、有底线；"内圆"代表医院服务和人文关怀，是柔性可变通的，是因人而异的。走进禅医总院，映入眼帘的是地标式的建筑——门诊大厅门口的莲花池，莲花池中心为涌泉，寓意源源不绝、生生不息。莲花池的上部由3组大小不同的共77片莲花瓣组成，寓意七步生香、节节新生。莲花池的下部用古朴的蓝金刚花岗岩制成，寓意根基厚重、稳如磐石。莲花池底座上的点睛之笔"佛山禅医"四个大字，由星云大师所题，代表着明心见性的智慧和守护生命的坚贞，成为佛山老百姓和禅医人都很喜爱的文化寄托。

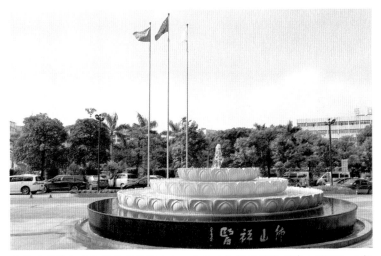

在兼具神韵与灵气的禅医莲花池上，有星云大师亲题的"佛山禅医"四字

走入精进楼大厅，举目可见医院在环境设计上的匠心，空间设计上中式的木制镂空与西式的大面积落地玻璃相呼应，既有传统中国文化特色，又有现代化建筑特色的风格。18米高的大堂打破传统医院的压迫感，大堂中间设计了3个圆，天花板、灯饰和

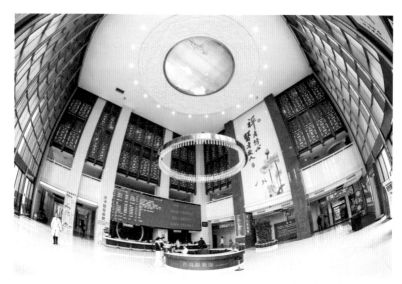

精进楼门诊大堂环境

服务岛，寓意一生二，二生三，三生万物，天地人合一，充满温暖、舒适、祥和之感。

大堂正中的大幅壁画用石湾陶瓷烧制，上面书写着"禅者修心，医者救人"八个大字，让员工抬头即视，入眼、入脑、入心。徜徉于医院各个角落，处处融入"禅"和"医"的元素，让人感受到浓浓的人文关怀。病区和诊室极其注重舒适、私密、优雅、安静，让就诊者身心放松，平静无虑。花园式的住院病区借鉴五星级酒店的设计细节和灵感，病房的窗台降低至50厘米，让患者放眼望去毫无压抑之感。每一个窗台外都种有鲜花植物，让病房里的空气清新宜人，让患者多一分对生命的眷恋和希望。

新甲子，新征程。2022年，以护佑妇女儿童健康为神圣使命的禅医白玉兰大楼的落成使用，标志着禅医翻开了新甲子的壮丽篇章。玉兰，生命旺盛，花香悠远，童心初心。蕴含着优雅与温度、自信与从容的白玉兰大楼，"爱·健康·美·未来"将成

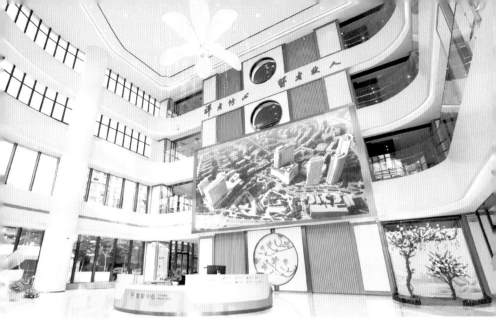

白玉兰大楼门诊大堂环境

为这里的主题词、主色调、主旋律。大堂中央，首先映入人们眼帘的是圣洁的白玉兰吊灯以动态的形式展现玉兰花开的画面，地面采用金磨石进行铺设，在中岛式的客服中心四周镶嵌着抽象的白玉兰花花瓣，形成一个渐变图案，结合大堂上空的艺术吊灯，组成了一幅花瓣满地的灵动画面。设计布局营造出一种宁静、祥和、纯洁的就诊环境和氛围，让来往医院的群众感受到静待生命的奇迹和喜悦。

在禅医这所花园式的医院里，您能看到的不仅仅是形形色色的仪器设备和来来往往的人流，还能看到空中花园，看到山石溪塘，看到鱼儿游弋于荷间，看到遍布医院各个角落的茶餐厅、便利店，轻声地提醒每一位行色匆匆的来者：医院不只有疾病、疼痛、死亡，更有希望、成长、新生。

禅医特色文化滋育着禅医的生命力，催生着禅医的凝聚力，培植着禅医的创造力，提振着禅医的竞争力，使禅医人精进不息，在各个规划周期不断地超越自我、创造奇迹。正是有了这份极富感染力和生命力的医院文化，禅医才能保持强大的凝聚力和团队精神，同事之间互助、互爱、互敬，如手足，对待服务对象热情、有礼、温暖，如亲友，为医院高质量发展提供了定海神针。

正是有了这种独具特色、精进务实的医院文化，禅医人才能信念一统，无畏无惧，为了医院和自身更大发展，敢为人先地去不断克难进取，使医院实现了惊人的蝶变，以高质量发展之势迅速崛起于南粤大地。

正是有了这种充满善意、关怀备至的医院文化，禅医人更能发自内心地以院为家，自动自发地为了大众的健康，去竭尽全力地提供优质服务，探索出令人赞服的"禅医式服务"模式，成为市民满意、信任、尊重和乐于推荐的医疗机构。

正是有了这种包容博大、锐意进取的医院文化，禅医在改革过程中才能很快融入复星医药，以"医疗+"为重要落地点，积极参与大健康产业链闭环打造，落地集团融通项目，为支持复星大健康战略、复星医疗产业深度融合方面做出探索，实现旗舰医院的重要定位，成为复星医药医疗板块的旗舰医院和大健康战略中的重要一环。

医学是一种回应他人痛苦的努力，禅者修心，潜精研思、钻坚研微的冥冥之志，从善如登、从恶如崩的赤子之心是医者必备的素养。这份孤独坚守，需要医院文化去温暖、去激扬。医学是一种不断挑战极限的努力，医者救人，唯实励新、精进臻善的进取之志。人民至上、国之大者，是医院管理者履职尽责的必有担当。这份孤独坚守，需要医院文化去鼓励、去照亮。禅医用数十年的文化探索告诉我们：有文化，才有定力；有文化，才有信仰；有文化，才有责任；有文化，才有未来，文化的力量，才是永恒的力量。

第四章

团队引领

核心团队建设是致胜之要

见性之人，立亦得，不立亦得，
去来自由，无滞无碍。
应用随作，应语随答，
普见化身，不离自性，即得自在神通，
游戏三昧，是名见性。

——《六祖坛经》

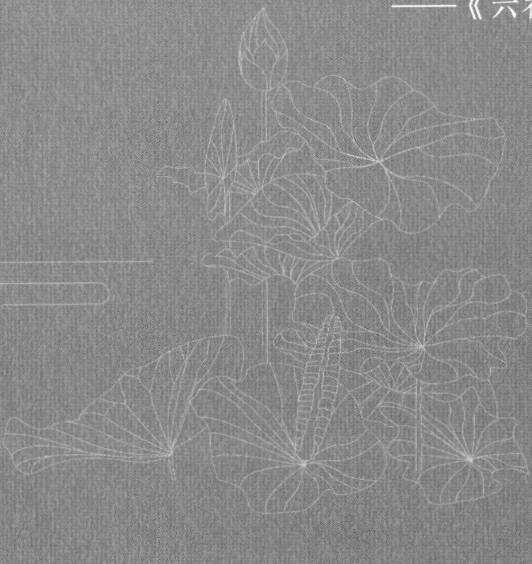

物以类聚，人以群分。一个人，无论是在浩渺的大自然面前，还是在繁杂的世事面前，都是脆弱渺小的。为了更快、更好、更安全地实现个人笃定的价值目标，人往往会选择结群聚力，在相互交流碰撞中，人人为我，我为人人，演绎精彩传奇。

我们时常以为，这种为了共同目标而集合的人群就是团队，而忽略了群体与团队的微妙差异。事实上，任何组织都是由多个不同的群体或团队构成的。对于管理者而言，组织内部的这些群体或团队是一个让人又爱又恨的存在。如果群体或团队的目标利益符合组织的目标利益，群体或团队的管理运营水平和组织的管理运维水平相匹配、相促进，则群体或团队是组织成功的助推器，众人划桨开大船，"乘众人之智，则无不任也；用众人之力，则无不胜也"。反之，群体或团队将成为组织内部资源的破坏性、消耗性存在，严重阻滞组织的发展壮大。季孙之忧不在颛臾，而在萧墙之内。

群体并不等于团队。缺乏共同的情感认同与目标驱动，缺失了领军的核心人物，缺少了稳定的组织管理架构的群体难以成为持久的、有活力的团队。与因缘际会的乌合之众相比，团队更强调价值目标的一致性。与群体相比，团队更强调组织结构的能效性。如何将群体升级打造为团队，如何确保团队的良性存在、高效运行，是衡量管理者水平的试金石。

抓住要害核心是团队建设的关键，纲举目张，团队建设的核心其实的只有5个要素，即目标（Purpose）、定位（Place）、人员（People）、计划（Plan）、权限（Power）。

目标是团队创建的初心所系和拼搏的使命所在，是团队之所以存在的意义和价值。正是有了目标的驱动，团队创建者才有意愿、有取舍地去招募志同道合者。唯有获得团队成员认同的目标，才能让团队成员乐意将个人与团队其他成员的利益进行捆绑，将个人价值与团队价值进行融合，形成高度的自觉性、自动性、自发性。

定位是团队对自身在组织体系中的角色评判，是基于组织发展战略的功能判断，是团队面向社会、面向服务对象的价值判定。《韩非子》曰："审名以定位，明分以辩类。"团队只有对自身有明确的定位，才能制定出科学合理的措施策略，有的放矢地筹集相关资源，才能确保团队的稳步发展和团队目标的实现。

人员是构成团队的核心要素。团队基于目标和定位，选择不同资质、能力、性格的人成为团队成员，通过组织考核来明确人员分工，通过绩效奖惩来激励调动人员的积极性，通过文化滋养来凝聚人心士气，实现团队价值和个人价值的最大化。

计划是团队实施科学管理的策略方法。团队基于对外部环境与内部条件的分析，围绕团队长期愿景对目标进行分步骤的细化，依据重要性、时间界限、明确性和抽象性等因素制定出在未来一定时期内要达到的目标以及实现目标的方案途径。

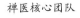

禅医核心团队

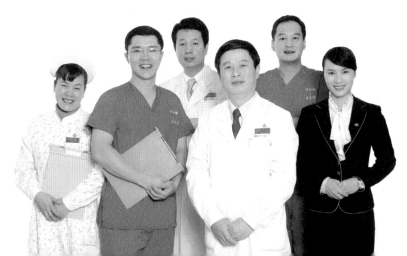

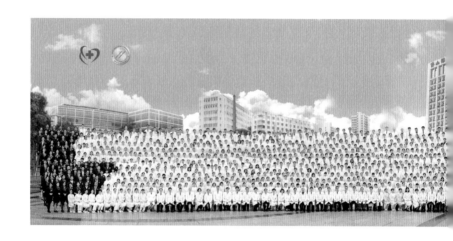

权限是维系团队稳定运行的基础，是团队的上一级组织根据团队功能定位授予团队的资源支配权和决策权，也是团队根据自身发展目标和人员水平结构进行的职能划分和授权。权限是管理团队的依据章法，是团队成员对自身职责的明确，是确保团队有序运行的规尺。

回溯到20世纪90年代，禅医曾面临着巨大的生存压力和竞争压力，这种压力不仅源于医院硬件环境和技术水平的薄弱，更源于医院团队管理的松散乏力。

当时，与周边的地市级医疗机构相比，禅医在学科人才、专业技术、设施设备上缺乏抗衡的底气。与周边同等级的医疗机构相比，禅医在特色学科、服务质量、硬件规模上均没有睥睨一方的实力。但在改革开放的大背景下，医院乘着佛山地区高速发展的势头，日子过得也有滋有味，"背靠大树好乘凉"的念头在很多人心里悄然蔓延，有些人甚至毫不掩饰地表达："我们虽然比上不足，但比下有余，工资、奖金月月都有，日子过得去就得嘞，别太折腾啦！"没有了远大志向和明确目标的群体，缺少万

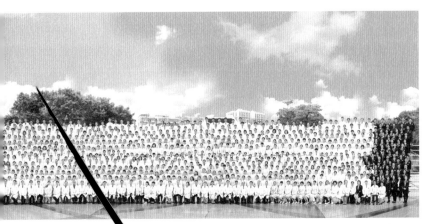

禅医建院60周年院庆"全家福"

众一心的目标去凝聚群力，缺少强有力的团队去驱动执行，很容易在浑浑噩噩中拉大与其他医疗机构的差距，为时代所淘汰。要想实现医院的华丽转身，就必须从团队建设入手，为医院的跨越式发展添加新的引擎。

禅医经过多轮的调研，提出了一个非常"接地气"的团队奋斗目标，那就是：通过五到十年的努力，让医院成为高质（高医疗质量、高员工素质、高管理品质）、高效（工作高张力、高效率、高效益）、高福（高福利、高福报、高福缘）的医院。

这个奋斗目标虽然听起来不那么高大上，却将医院的宏观目标"高医疗质量、高管理品质、工作高张力、高效率、高福缘"与员工个人目标"高员工素质、高效益、高福利、高福报"进行了无缝融合，将医院的整体利益与员工的个人利益进行了完美捆绑，为各科室、各员工树立了一个看得见、够得着、好记好懂的标靶。围绕这一目标，禅医将医院的发展战略定位由追求好看、好听的"高大全"转为低调实在的"服务差异化"，将团队建设作为医院战略的支撑点，充分发挥医院的体制机制优势，在明确岗位职责和任期目标的基础上，给予医院管理团队和学科团队在资源配置、绩效分配上足够的自主权，鼓励各团队最大限度地发挥主动性，快干快上、良性竞争，以此来推动医院服务持续改进升级，达到提升医院品牌影响力与竞争力的目的。2004年，医院启动了"葵花计划"，以项目管理、人才培养和制度建设为重点，实行以科主任院长化、专科医师最大化、住院医师标准化、门诊社区医师个体化、护理经理人模式为主要内容的管理机制和分配机制改革，给予各团队最大限度的资源分配权和决策自主权，力求实现"青青园中葵，朝露待日晞"的蓬勃愿景。在医院的鼓励扶持之下，禅医员工抱团取暖、各显其能，不到三年时间，就创造出让人惊叹的业绩：椎间盘镜治疗中心以标准化建设为抓手，迅速杀入了国内同行业的第一方阵。尿石治疗中心将中西医结合碎石、排石、取石、消石作为特色打造，品牌辐射力覆盖珠三角地区。妇儿中心以保姆式服务、高性价比为亮点，很快在佛山站稳了脚跟，迈上了效益、效率双增长，满意度、美誉度双提升的快车道。

榜样的力量是无穷的，看到"先吃到螃蟹"的三个团队如此风光，全院上下纷纷跃跃欲试，争先恐后地立目标、明计划、

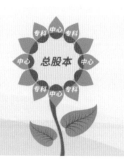

葵花计划

将禅医大平台喻为花盘，借助各种技术人才资源，打造精品特色专科，提升品牌与影响力；将外部资源喻为花瓣，如葵花一样布局专科建设和向外拓展延伸。

"葵花计划"激励各专科团队快速成长

组团队。在榜样团队的示范带动下，医院外科很快就发展到6个病区，内科扩大到5个病区，形成关节中心、心脏中心、脑病中心、消化中心、肿瘤中心、中医禅养中心、医美中心、健康管理中心、VIP中心等多个在佛山地区叫得响、立得住的科室品牌。尝到甜头后，禅医将"葵花计划"由临床科室建设拓展延伸到管理、行政、后勤、健康产业等各领域，更大范围地激发团队活力，使医院迎来了百花齐放、欣欣向荣的局面。

每一个团队的起步都是万般艰难的，在诸多不确定性中探索前行。团队的发展壮大，离不开领军人才和领军团队，领军人才是团队成员在迷雾中的引导者、培育者、鼓舞者、鞭策者，领军团队是团队的示范者、建设者、推动者、督导者，领军人才的道德品行、意志力、洞察力、判断力直接影响着领军团队的专业能力、执行力、凝聚力，最终影响到整个团队的前程。

禅医的飞速巨变，离不开禅医终身院长谢大志的开拓、引领，也离不开其对医院优质服务战略的积淀和创新。

谢大志先生是一个励志的传奇人物。他从田间泥泞起步，一步一个脚印，成长为拥有脊柱外科临床专业硕士学位和管理学博士学位的"中国医师奖"获得者。

他以博施济众

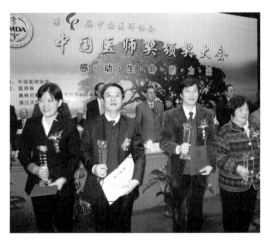

2007年11月，椎间盘镜治疗中心创始人谢大志（左二）荣获"中国医师奖"

的善良初心、躬身一线的务实勤勉、精益求精的执着坚守、敢为人先的胆识魄力让曾经"佛系"的同事们燃起奋斗的激情，带领禅医人逆风而上，书写出中国医改史上精彩的佛山篇章，为今日禅医的成就奠定稳定的基石，注入"禅""创"的不竭动力。

他深知领先一步的技术服务能力是团队的核心竞争力，也是赢得好感和信任的第一步。在制造业兴盛的珠三角地区，椎间盘突出引起腰腿痛是一种常见而难治的疾患。当时国内采用的传统手术方法创口大、愈合慢；微创手术虽然创口相对较小，但设备昂贵、并发症多、技术风险大。1997年12月，谢大志在一次学术会议上看到了即将引进至国内的后路椎间盘镜，采用该设备的后路腰椎间盘显微外科摘除手术操作更为便捷，操作视野更加广阔，对病人的损伤小，术后恢复快，比以往的手术方式更加安全。他敏锐地意识到这种新设备和新技术的价值。回佛山后，谢大志立即向院领导汇报，在多方的支持下，禅医引进了该套设备。随着该项新技术在医院成功开展，良好的手术效果很快吸引了大批病患从各地赶来，"椎间盘，去石湾"成为患者对禅医最

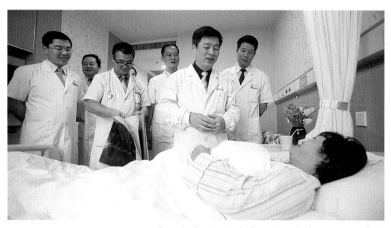

谢大志带领团队查房，关心患者术后恢复情况

永远都是第一例

椎间盘镜治疗中心医护座右铭

生动、最直接的评价。借此良机，谢大志开始招兵买马，组建起国内首个椎间盘镜治疗中心，开启了禅医服务团队化、标准化、优质化之路。

人多并不意味着就是团队，谢大志深谙此理，只有将团队成员的心拢在一起、力聚在一起，才能确保团队能稳定、持续地为服务对象提供优质服务。面对踌躇满志的团队成员，他没有开空头支票，而是身体力行，带领团队成员从点滴小事做起，用标准化的技术水平和亲朋式的服务质量来培养团队、感动患者。

为确保医疗服务质量，他率先建立起椎间盘病微创手术标准化管理模式，要求团队的每一位成员必须抱着"永远都是第一例"的谨慎敬畏之心去为患者诊治，在手术前必须反复学习"以神经根为中心"的临床要义，对手术中的每一个操作姿势，包括持枪式钳、取髓核钳等细小动作的角度、力

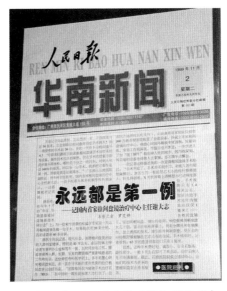

1999年11月2日，《人民日报》刊登《永远都是第一例》的专题报道

度都要进行反复的、一招一式的标准化培训。每一位医师在担任主刀医师之前，必须跟台学习200例以上，积累一定的临床经验和术中应变能力，才能确保无论是谁来操作，患者都能获得同样品质、同样效果的手术质量。

为确保患者满意度，谢大志要求团队成员对每一位患者都要视友如亲，对每一位患者，他和团队都会进行严格细致的病情评估，每一位患者的治疗方案不仅要从医疗质量和安全的角度进行考虑，还会从病患心理、生理诉求等多个角度进行调整，做到最优的解决方案。在每一台手术开始前，团队成员都要去陪患者和患者家属聊聊天，倾听他们的心声，解答他们的疑惑，消除他们的紧张情绪，让每一位患者都感受到自己被尊重。出院后，每一位患者都会定期接到团队成员的慰问电话。这种细致入微的服务，让谢大志的团队很快被患者一传十、十传百，禅医椎间盘镜治疗中心在6年的时间里就发展为在行业内和社会上有广泛影响力的名科室，包括港澳台等全国各地的患者，东南亚甚至南非、新西兰的患者都慕名而来，患者送的锦旗、牌匾、感谢信装满了

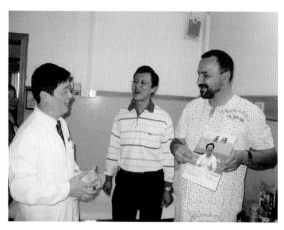

《南方日报》2008年7月28日特27版《见证创意禅城的禅医人——谢大志》报道配图

中心整整几间房。谢大志带着团队用实干创造出令人叹服的禅医奇迹，为禅医开启团队建设树立了标杆。

谢大志他始终坚信团队产生力量，创新才有希望。2004年，在禅医面临内外发展瓶颈的焦虑期，他大胆提出了体制改革的方案，让政府和社会"满意于心，满意于行"，让禅医人能够"快乐工作，快乐生活"，让患者能"放心治疗，满意康健"。他团结禅医人以"葵花计划""三三品牌工程"等为抓手全面启动团队建设，带领管理团队和各学科团队着力推行人才战略、质量战略、品牌战略，使医院的综合实力得到稳步提升。正是以团队为依托，禅医管理层才能将宏大的目标分解为一个个凝聚人心的子目标；正是以团队为依托，医院每个员工才有了可以触及到的归属感和责任感；正是以团队为依托，禅医才能把社会责任、人文关怀、文化创新、品质品牌、规范标准、质量安全落实到医疗服务的每一个环节、每一个流程，让患者体验到禅医优质的服务。

2019年，禅医入选佛山市高水平医院"登峰计划培育建设单位"，成为佛山市第三家互联网医院，复星-禅医健康城综合体项目正式启动，医院开始进入"大健康、大集团、大养老、大湾区"的新战略时期。

回首这一历程，人们感慨禅医有这么一位优秀的领军人物，谢大志却谦恭地认为自己并无过人之处，只不过是始终不忘16岁那年济世利民的初心和坚守一生的善良秉性。他将功劳归功于时代和平台的造就，归功于围绕中心不松手、认准目标不松劲、团结一心不松懈的禅医团队。他曾在全体职工大会上向大家分享团队建设的秘诀："成功来源于解放思想，来源于实事求是，来源于坚持以改革促发展，来源于医院理念创新，来源于以人为本，使医院的改革成果为全院员工所共享，来源于全体员工共同努力，为医院的发展创造了良好的内外环境，来源于积极向上、受到社会好评的医院文化品牌。"

独力难成，独木难撑。禅医能取得今日的成绩除了离不开领军人物，更离不开优秀的领军团队，禅医的健康服务部（后更名为健康服务中心）就是其中的杰出代表。

2004年，禅医体制改革启动后不久，以谢大志院长为首的院领导班子就决定突破传统的医疗管理模式，将优质服务列为"一把手工程"，作为医院发展的全新突破口。为了让这一愿景能够顺利落地，他们成立一个专门负责服务品质管理的部门——健康服务部，将此部门作为推动医院管理与服务创新的领军团队，推动医院管理水平和服务品质的升级。

这个开天辟地的部门由谁来掌舵？医院领导班子反复斟酌人选，最终将目光集中在了招顺带的身上。

"禅医式服务"模式创始人、禅医副院长招顺带在20多年前还只是禅医一名普通的护士。医院领导们之所以将重任委托于她，看重的不仅仅是她出类拔萃的管理素养，还有她比他人更具同理心的善良禀性和热爱学习、敢于挑战的韧劲，而这两点，正是开疆拓土者的必备潜质。

1995年，作为禅医建院以来的第一批导诊护士中的一员，招顺带每天的工作就是站在门诊大厅里为来来往往的就诊者解答咨询、分诊，这份在别人眼里看起来简单轻松的工作对她来说并不只是谋生的差事，她想做得更好。因为那些在疾病面前毫不掩饰的悲欢，让她深深地感受到健康的珍贵和患者的不易，她情不自禁地想去给予他们更多的关怀和帮助。她回忆道："患者们都

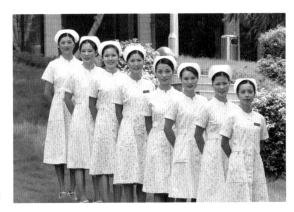

导诊护士合影

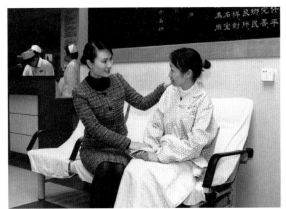

招顺带（左一）主
动询问患者需求

很淳朴，来医院是求医的心态，带有紧张、不安，甚至恐惧。我
很能理解他们的这种心理。那时候，我还不知道'同理心'这个
词，就是很心疼每一个病人，所以我每天都在认真地观察每一个
病人的心理表现，关注并主动迎上前为病人解疑。"

招顺带深刻地体会到禅医"禅者修心，医者救人"的真义，
体会到帮助人带来的快乐，更坚定了与人为善、与人方便的助人
之心。在那段天天与患者打交道的岁月里，她切身体验到了禅医
文化的真谛：用心诊疗、服务、帮助每一个人，用心做好本职工
作就是修行、就是慈悲、就是大爱。

　　带着这份感悟，招顺带走马上任。一切都要从头开始，无章可循、无据可考，团队负责人必须具备坚强的内心和强大的定力，能够义无反顾地带领团队前行。招顺带知道每一步都很艰难，唯有责任与使命、执着与毅力才能让自己坚持下去。在她看来：优质服务贯穿在患者就诊的全过程中，基于患者就医的总体感知，包含了有形的医疗技术、质量安全、疗效、态度、环境设施、流程、便捷、信息对称等，与无形的人文关怀、同理心、仁慈心一样，需要每一位员工用心去践行，形成服务闭环。只要能提升患者的就医体验、对医院发展有利的就必须坚持到底。健康服务中心成立之初，为了更好地服务就诊者，更好地展示医院全新的服务形象，医院在住院部大堂规划了一个区域，参照机场贵宾候机室的标准进行装修布置，让前来看病的患者能够有一个轻松雅致的休息间，也让 VIP 客户更多一份被尊重的感觉。可是，这样的安排让医院一些员工无法理解，一些部门的负责人跑到院领导办公室投诉：为什么把寸土寸金的地方给了一个不能创造效益的部门，还装修得如此高规格？医院领导耐心地向他们解释服务差异化的构想，反映问题的人方才理解。可是不久后又有临床科室主任去找医院领导投诉，认为临床一线的工作繁忙，医护人员十分辛苦，为什么还成立这么一个专门"找茬"的部门？有一位科主任甚至当面责难招顺带的工作。

　　为了让员工能够通过了解社会不同的角色以感知什么是爱，什么是真、善、美，2005年，招顺带组织成立义工中心，力图借助社会义工的奉献精神和爱心去感动全员。从2005年起，招顺带都会带领义工在大年初一的早晨到医院慰问值班员工和春节不能出院回家的患者，身体力行中，让员工渐渐感受到爱的温暖，逐渐开始去感受患者的就医体验，在招顺带的帮助下学会分析患者满意度，制定整改方案，持续改进医疗服务品质。在她的带领下，健康服务部精心挑选并组成了一个团队，这个团队的成员不仅有经验丰富的护理精英和医疗骨干，还有深谙营销拓展的市场高手、精通服务礼仪和沟通技巧的商务管理人才、熟悉佛山旮旮旯旯的本地通、既懂医疗也懂IT的跨界人才、通晓品牌运营的宣传人才。这支能文能武的团队，让招顺带对未来的工作充满了信心。她将团队分成了多个小组，根据团队成员的性格特点、职业爱好和能力素质进行分工，给予每个小组充分的授权，建立起每周重点工作清单制和工作讲评交流制工作流程，按月进行目标考核，公开奖惩绩效，团队的每个人都清晰地明白自己的目标和责权，人人有计划、人人有事做、事事有人负责，件件有人落实。很快地，健康服务部就成为全院公认的高效、友善、团结的团队。

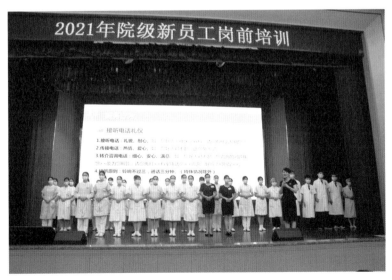

新员工岗前培训现场

　　健康服务部是一个全新的管理部门，在国内几乎没有可借鉴的医院和模式，难免被临床部门所质疑。招顺带没有气馁和焦虑，她带着团队的伙伴们到各科室与科主任、护士长一一进行沟通，主动为科室工作人员进行服务礼仪培训和沟通技巧培训，想办法收集患者的真实想法及意见，撰写分析报告，帮助各科室改进服务质量，使各临床科室逐步接受和认可健康服务部。

　　在那段披荆斩棘的岁月里，招顺带带着团队的伙伴每天泡在医院的各个服务窗口、城市的街头巷尾、乡镇的田间地头，用真诚和汗水努力推进禅医服务品质的提升和服务半径的延伸。他们借鉴新加坡等地医疗机构服务模式，以患者体验为突破，建立内训师团队，坚持不懈地优化服务流程，不断提升患者满意度。在大家的努力下，2014年，禅医荣获"群众满意度第三方评价"综合医院排名全省第二、佛山第一，此后一直位居榜单前列。2016—2020年，禅医连续五年荣获全国"改善医疗服务示范医

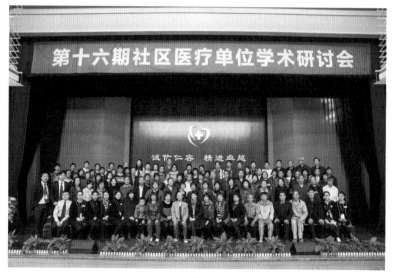

第十六期社区医疗单位学术研讨会现场

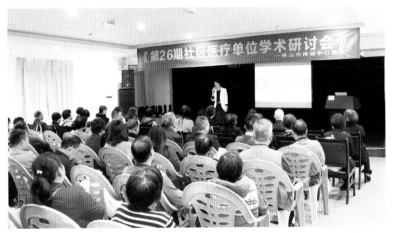

社区医疗研讨会现场

院"称号。他们还打通与基层医疗机构的转诊绿色通道，为基层医务工作者提供免费的进修学习机会和学术研讨机会，建立起覆盖全市100多个社区及乡村医生的服务网络，得到全市各社区、乡村医生的认同。2019年，医院门诊量突破260万，门诊量排名全市第二，医院业务量每年以20%的增幅快速增长，医院发展规模由此进入新的阶段。有为才有位，健康服务部的职能也从早期的服务督导与市场延伸，拓宽至服务质量管理督导、优质服务培训、前线导诊管理、互联网医疗服务、市场品牌拓展、全院VIP体系管理、名医平台管理、医院对外接待、呼叫中心、商业保险以及志愿者管理等多个方面，成为禅医团队最靓丽的一张名牌。有超过1000家医疗机构和3万多名同行慕名而来，接受禅医健康服务中心团队的现场辅导，招顺带也多次受邀赴各地为医疗同行分享经验，传授做法，帮助各地医疗机构快速提升整体服务水平，让"禅医式服务"模式传遍大江南北。

回首过去的岁月，招顺带把自己的成功归结于团队的力量和全院员工不遗余力的付出。她认为禅医最让她自豪的是在医院快速发展过程中，打造出了"禅医式服务"模式，培养出了一支善良的员工队伍，这支队伍始终视院如家，珍视每一位患者，成为医院在改革发展过程中最核心的竞争力。她坚信：通过内训师的培养，将会为医院培育出一支卓越的管理队伍，成为禅医文化和禅医事业的传承人。

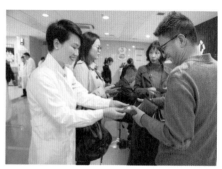

招顺带（左一）送健康福袋给就诊人员

为此，禅医确定了通过加强团队文化引导、全员培训、人才梯队培育、要素考核激励等进一步提升禅医团队的执行力、凝聚力、品牌影响力，延伸专业团队的服务触角，形成从线上到企业，再到家庭的全覆盖发展模式，最终实现"大健康、大集团、大养老、大湾区"的战略目标，以此为社会各界人士提供高品质的医疗服务与健康关怀。

如今，"禅医式服务"模

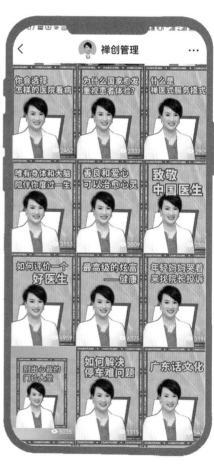

开通"禅创管理"视频号，传授医院管理经验

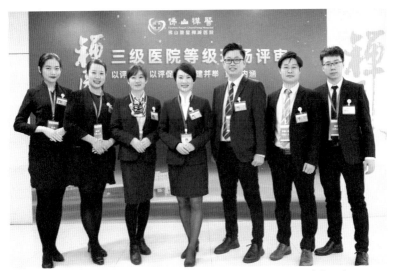

禅医·禅创医管中心核心团队

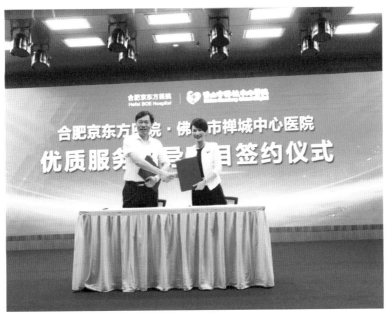

与合肥京东方医院签署优质服务辅导项目合作协议仪式现场

式——以患者体验为中心的服务体系，已经成为佛山乃至全国医疗行业的标杆。2018年，禅医·禅创医管中心成立，致力于探索中国医院患者体验改善和创新，促进构建和谐医患关系，提升人民群众就医获得感，打造医院特色服务文化。依托禅医"非公第一"的医院基地及多年优质服务管理实战经验，整合国内外优秀管理团队，打通线上、线下一体化辅导咨询模式，打造一站式医院管理咨询平台。开设覆盖以患者体验为核心的优质服务体系建设、内训师训练营、第三方满意度托管、医院服务能力诊断、服务管理与进修、服务主体培训班等培训项目。目前合作项目及医院包括：北京协和医院2021健康界峰会、北大中国社会办医与医院管理高峰论坛、福建国药（集团）东南医院、北大医疗潞安医院、徐州矿务集团总医院、惠州市第三人民医院、合肥京东方医院、泗阳县中医院、重庆渝东医院、重庆西区医院（重庆九龙坡第二人民医院）、重钢总医院、徐州星辰医院、泉州滨海医院、中山广济医院、长沙南雅医院、宿迁市钟吾医院、深圳恒生医院、岳阳广济医院、重庆星荣整形外科医院等，为项目医院带来可落地、可复制的服务改进计划，帮助医院快速提升整体服务水平。

第五章

制度创新

看不见的手

佛法在世间，
不离世间觉，
离世觅菩提，
恰如求兔角。

——《六祖坛经》

"欲知平直，则必准绳；欲知方圆，则必规矩。"制度是一个国家、机构、团体依据价值观和生存发展的需要，要求成员共同遵守的规程或行为准则。

制度界定了权利的边界，明确了行为的尺度，规范了流程秩序，是组织内部"看不见的手"。制度塑造了组织意识，是组织在一定的条件环境下对个体思想及行为进行引导控制的规范。这种"引导控制"既是对组织成员的约束，也是对组织成员的激励，是维系组织稳定，降低组织结构的不确定性，确保组织持久运行的支撑。

制度是维护组织利益的最佳工具。马克思认为制度的本质是在社会分工合作体系中不同集团、阶层和阶级之间的利益关系。制度通过规范组织的运行，明晰组织的行为规则，明确组织的责权利，控制管理成本，为组织成员提供了物质资源和精神价值的保障，实现个人价值、组织价值和社会价值的优化。

制度不是一成不变的。制度是时代与环境的产物，是随着社会经济条件、主流思想文化、组织战略目标、角色定位而不断调整迭代的动态化规范。脱离了时代价值和环境的赋能，制度将黯然失色。正如《吕氏春秋》所言："譬之若良药，病万变，药亦万变；病变而药不变，向之寿民，今为殇子矣。"制度只有因时而动、因势而变，才能确保生命力，才能在实践中发挥出应有的作用，体现出其存在的价值。

制度不是冰冷孤傲的。制度源于社会分工的细化，在组织中，不同的个体因为文化共识和目标驱动而相互关联，在各方的关联互动中，需要以制度的形式的来消除各方的分歧冲突，降低信息的不对称性。在不断的沟通博弈中，逐渐形成各方遵守认可的交往规则和行为准则，这种带着温度的、持续性的互动，才能确保制度能成为各方认可接纳的共识。

制度不是装模作样的。制度是对责权利的界定和划分，对组织成员具有一视同仁的约束力和驱动力。无论是正式制度还是非正式制度，都必须确保其普适性和强制性，否则制度将沦为一张废纸，其约束性和规范性将无从实现，只有为组织成员在实践中能公平、公正遵循的制度才能确保组织战略目标的落地。

高树靡阴，独木不林。零碎的制度是脆弱的，任何行之有效的制度都是围绕组织的核心价值观和发展战略所构建的相互关联的、相对闭合的逻辑体系。组织的制度体系主要包括文化理念类、战略目标类、架构层级类、职能业务类、运维保障类5个类别。其中，文化理念类是组织的价值核心，是决定组织一切行为活动的最高规范。战略目标类是组织的奋斗纲领，是组织发展运维的方向使命。架构层级类是组织内部的层级设置、职责权限、人员编制、工作程序，是组织运转的框架依据。职能业务类是组织依据目标战略及功能定位开展的业务活动及流程运作，是组织存在的意义及作用体现。运维保障类是组织为履行职能业务所需要的资金、物资、人力、技术、信息等支持保障。

医院制度是医院在一定的政治人文环境和社会发展背景下，依据医疗卫生事业的客观规律和医院的文化特征，围绕医院文化理念、战略目标、架构层级、职能业务、运维保障5个类别，用卫生学、管理学、信息学等相关学科理论和方法，对医院职能结构、工作方式、工作流程进行界定，对人员、设备、设施、资金等所控资源进行调配的依据规范。1982年4月7日，卫生部在总结试行《医院工作制度试行草案》的基础上颁布了《医院工作制度》和《医院工作人员岗位职责》，对医院领导干部深入科室制度、门诊工作制度、处方制度等64项制度进行了明确，对医院行政管理、业务管理、医疗服务、后勤保障等多个岗位的工作职责进行了界定。在随后的30多年里，卫生部（先后更名为国家卫生和计划生育委员会、国家卫生健康委员会）先后制定出台了《医院工作制度的补充规定》等近300多项医院制度，对推动各地医院科学化、制度化、规范化建设发挥出积极作用。可是随着社会的发展和医院承担职能的丰富，一些制度之间缺少整合、缺乏可操作性或缺位等问题日益显现，影响到医院的内涵建设和行业形象。2010年，卫生部根据《执业医师法》《医疗机构管理条例》和《护士条例》等有关法律法规，借鉴吸收国内外医院管理实践中的经验成果，修订颁布《全国医院工作制度与人员岗位职责》，收录医院工作制度138项，人员岗位职责107项。但是，这些制度体系在实践中过于强调以结果为导向，导致一些医院管理者忽略被管理者、服务对象等多方的利益，医院管理趋利化问题日益严重。一些管理者为了降低制度管理的不确定性风险，习惯于固守成规，在新情势面前缺乏敏锐性，面对突发公共事件应对乏力。时代呼唤公立医院进行改革，建立健全现代医院管理制度。2017年7月14日，国务院办公厅印发《关于建立现代医院管理制度的指导意见》，要求各地医院探索建立权责清晰、管理科学、治理完善、运行高效、监督有力的现代医院管理制度，开启了新时代医院管理制度建设的新征程。

现代医院管理制度包括了宏、中、微观三个层面：在宏观层面，它是规范医院与政府、市场、社会之间权、责、利关系的外部治理制度。在中观层面，它是构建医院决策机构、监督机构和执行机构相互分工、相互制衡的法人治理机制。在微观层面，它是借鉴现代工商业治理的优秀成果和工具，对医院人力、财务、技术、服务等各方面进行规范的内部运行规则。

与以往的制度体系不同，现代医院管理制度强调三点：在制度设计上，强调要把人民健康放在优先发展的战略地位，弘扬"敬佑生命、救死扶伤、甘于奉献、大爱无疆"的职业精神；将以人民健康为中心的宗旨落到实处，把公平可及、群众受益作为制度设计的出发点和立足点，对医院性质、办医宗旨、功能定位、办医方向、管理体制、经费来源、组织结构、决策机制、管理制度、监督机制、文化建设、党的建设、群团建设；举办主体、医院、职工的权利义务等内容进行明确界定，为医院开展管理活动和业务工作锚定方向，铺设基石。

在体系建设上，强调要进一步完善法人治理架构，明确医院领导班子、董事会、理事会等权责，确定医院党委（党组）会议、院长办公会议等议事规则。要建立健全全面预算管理、成本管理、财务报告、内部审计、第三方审计和信息公开机制，确保经济活动合法合规，提高资金资产的使用效益。要健全以职工代表大会为基本形式的民主管理制度，充分发挥医疗质量安全管理、药事管理等专业委员会的作用，规范内部治理结构和权力运行规则，提高医院管理的科学性和有效性。要建立健全全员参与、覆盖临床诊疗服务全过程的医疗质量管理与控制工作制度，严格落实首诊负责、三级查房、分级护理、手术分级管理、抗菌药物分级管理、医院感染管理、临床用血安全等医疗质量安全核心制度，加强重点科室、重点区域、重点环节、重点技术的质量安全和流程管理，确保医疗服务质量和医院学科实力的持续改进提升。

在制度运用上，强调要以提高服务对象满意度和增强职工职业荣誉感为出发点，敢于创新，善于学习借鉴其他行业优秀做法经验，用各种新载体、新途径、新手段，优化就医流程，开展优质护理服务、社工、志愿者服务，改善医疗服务体验。在保障服务对象合法权益的同时，要最大限度地尊重医务人员劳动成果和辛勤付出，突出岗位职责履行、工作量、服务质量、行为规范、医疗质量安全、医疗费用控制、医德医风和患者满意度等指标，建立健全人员聘用管理、岗位管理、职称管理、执业医师管理、护理人员管理、收入分配管理等制度，建设医术精湛、医德高尚、医风严谨的医务人员队伍，在增进人民健康福祉，增强群众获得感和幸福感的基础上，实现医院运营效率效益的最优化。

禅医对现代医院制度体系建设的重视源于曾经的切肤之痛，在禅医的发展历程中，有过一段让每一名禅医人都刻骨难忘的瓶颈期：2000年左右，内外环境堪忧，同行业竞争激烈，医院缺乏竞争活力。内部权责利不清，人才引进、技术设备升级乏术，医院缺乏发展张力。究其原因，是医院管理机制的责权不清和制度缺位，要想在尽可能短的时间内解决这些难点，最直接、最根本的办法就是通过制度创新来激活全局。

禅医的制度创新是治理架构的顶层创新。2004年，禅医转制后，医院的治理结构发生了根本性的变化，由以往的公办公管模式变为独立法人模式。为避免"管办不分"的窘境重演，禅医为董事会领导下的法人治理结构"约法三章"，依据医院章程、《三级医院评审标准》和《公共企事业单位信息公开规定制定办法》等规定，制定了《"三重一大"事项集体决策制度》和决策流程，对董事会决议和院务委员会决议的议题范围进行了明确界定：董事会决议的议题范围限定为重大事项、重要项目安排、大额度资金使用范围中需要通过董事会决议的内容，及财务负责人、院长人事任免。院务委员会决议的议题范围限定为除财务负责人、院长的重要干部任免，及"三重一大"事项中其他需要院务委员会决议的事项，这样让董事会和院务会分工明确，责权对等，避免出现"政出多门""左手打右手"等现象。

　　禅医的制度创新是激励匹配的价值创新。院长是董事会授权下医院管理的第一责任人，火车跑得快，全靠车头带。如何评判一位院长是否称职，如何对院长进行正向激励，一直是一个模糊化、主观化的难题。禅医在国内率先实行了院长任期目标责任制管理，他们根据医院发展战略将院长的任期责任凝练为十六条规定，由董事会对院长进行任期目标责任考评，让院长能有凭有据地聚焦于医院战略发展目标，有的放矢，精准施策。在禅医的眼中，衡量或评价一位院长是否合格、是否称职不是看关系、看背景、看资历，而是看是否能做好以下十六条：

禅医院长任期责任十六条

　　一、制定中长期及年度工作计划并组织实施。

　　二、坚持医院公益性质，将社会效益放在首位，遵守国家相关法律法规与政策，合法经营，履行社会责任和义务，开展社区卫生服务，做好对口帮扶工作（制定并组织实施帮扶计划），做好慢性病综合防控工作，完成政府下达的区域性公共卫生工作。

　　三、加强医院文化建设，完善医院管理制度，增强团队凝聚力，维护医院稳定，保证医院日常工作的有序进行。

四、坚持医院廉政建设，实行民主管理，落实"三重一大"集体决策，实行全面院务公开，使员工满意度保持在90%以上。

五、不断完善人事分配制度为核心的医院改革，建立以综合目标管理为要求的绩效考核体系并予以实施。

六、加强医院品牌建设，不断巩固与引进和拓展医院具有高技术含量的专科项目。

七、按现代化医院建设要求，建立标准的医疗质量与安全体系，保证各主要医疗质量与安全指标达到行业管理要求。

八、积极推进药品专项管理，严格控制医疗药品比例（低于30%）。

九、开展医院信息化改造，提升工作质量与效率。

十、以绩效管理为平台，加强院科二级的成本核算和管理，合理提高经济效益。

十一、加强人才队伍建设，建立人才引进、培训与培养的机制，提升员工整体素质。

十二、加强医院科研教学工作，创立教学医院及临床医学院，并按相关要求，建立规范的科研教学体系，积极开展技术与项目的创新工作。

十三、加强医德医风建设，对医院进行流程再造，提升患者满意度，确保满意度保持在95%以上。

十四、经营效益方面，以"总量控制、结构合理"为原则，保持业务量的不断提升。

十五、合理保障医院规模发展。

十六、保持员工福利持续得到提升。

科室负责人是医院的中坚力量。在传统的医院管理模式下，科室负责人因为岗位性质的不同而职责各异，对科室负责人的管理一直是医院管理老大难的问题，评价主观性强、考核标准庞杂不一、容易"一管就死、一放就乱"。禅医制定了《科室管理计划》，将科室负责人的岗位职责明确为六条：

禅医科室负责人岗位职责

一、负责执行医院下达的各项指标，传达医院通知、文件精神，完成各项工作任务。

二、负责制定科室服务计划，制定作业流程，落实监测指标，提升服务能力，改进服务质量。

三、负责对科室服务所需的空间、医疗技术、设备、人员配置及其他资源需求向相关委员会或职能部门提出建议。

四、负责撰写科室人员岗位说明书，负责制定与岗位说明书相符合的岗前及在职教育训练计划。

五、负责科室人员的绩效考核，并以此作为聘任和选拔依据。

六、根据科室业务规模、服务计划，增设若干副主任或副科长，负责协助科室主管完成科室工作。

在此基础上，禅医推行科室负责人动态目标管理制，科室负责人依据工作岗位性质、要求、每季进行一次考核，年终综合平时各项检查结果，由科室负责人进行年度管理工作目标完成情况汇报并现场评分，其任期目标完成情况、考核测评结果作为职务聘任的重要依据，让科室负责人意识到无为则无位，让他们由"要我做"转为"我要做"，工作责任心和积极性得到了有力激活。

禅医的制度创新是人才为先的战略创新。人才是医院核心竞争力，人才战略是医院的第一战略。禅医张开怀抱，广纳四海英才，制定出台了《聘用管理办法》《学科带头人选拔及激励机制》，为人才提供公平、阳光的发展平台。

在人才选聘上，禅医按需设岗，竞争上岗，同工同酬，将人才分三类：党、政、工、团专职干部实行任期制，专业技术人员实行聘用制，工勤人员实行劳动合同制。聘任分为高聘、平聘、低聘、待聘四种。其中，高聘是指所聘职务高于其本人取得的专业技术职务，受聘人员到院工作满一年或以上，绩效考核结果科室排名前列者，可以高聘一级（已按现有专业技术资格聘任专业技术职务满三年或以上者，可高聘二级）；平聘是指所聘职务与其本人取得的专业技术职务资格同级，受聘人员须符合所聘岗位专业技术任职资格条件，且持有国家认可的本专业技术职务资格证书，能认真履行岗位职责，任职期内年度考核为中等以上及医德医风考核为良好以上者；低聘是指所聘职务低于其本人取得的专业技术职务，受聘人员的专业技术水平未能达到职务要求，工作责任心不强，不能很好地完成本岗位工作任务，年度考核为合格者；待聘是指未能被聘任上岗而落聘或被解聘人员，受聘人员年度考核不合格及医德医风考核低劣、违纪违法受行政处分（或不良医疗行为被扣分）、个人行为造成严重医疗差错或事故、损害医院利益和声誉、接受各种医药耗材回扣、索要或暗示收取"红包"、服务态度不好、群众意见大、患者投诉多者。这一层级的划分，不仅有利于医院发展，也切合实际需要，使医院专业队伍结构合理，让优秀人才在公开、公正的环境中脱颖而出。

在学科带头人的选聘上，禅医将选拔条件确定为：热爱医疗事业，有良好的医德医风，治学严谨，具有创新的学术思想，组织能力强，办事公正，愿为学科建设孜孜不倦努力工作，身体健康，在本院工作的在职员工；专业理论基础扎实，知识面广，临床医疗技能优秀，有驾驭本专业理论与实践的能力，同时能熟练、系统地讲授本学科专业课者；有较强的科研能力，富于创新精神，对本学科国内外的前沿动态有较深的了解和一定的见解，能及时提出本学科的研究方向与课题者，具有较强的外语能力和较高的外语水平，能掌握计算机的基本知识，并能熟练运用到医疗、教学、科研环节中者；具有主任医师专业技术职务资格（或相当专业技术职务资格），或具有博士学位、硕士学位的副主任医师专业技术职务资格者。禅医还特别规定，对在医疗教学科研工作实践中成绩突出，具备下列5项中的2项者也可入选：近3年来在国内外权威学术刊物上（须为《中文核心期刊要目总览》认定的核心刊物）以第一作者发表有价值的学术论著1篇以上者；国家统编"高等医药院校教材"编委，或出版与本专业相关的30万字以上著作（主编或副主编，其中本人撰写字数不少于10万字）1部及以上者；获得省、厅级科研成果或地市级科研成果三等以上奖励，或在科技开发中做出过较大成绩，取得较好的经济效益，本人排名为前三名者；广东省重点专科、特色专科或市重点专科、特色专科第一负责人；近三年来主持市级以上立项科研课题，累计经费达 5 万元以上者。

对选聘为学科带头人的人才，医院除给予丰厚的薪资福利待遇之外，还给予优先推荐课题申报、优先推荐出国学习、优先推荐职称评定、优先使用中心实验室和其他院内科研资源、优先设立重点（特色）专科建设专项基金供专项使用、每年年终考核合格后优先给予奖励等激励。这一系列竞争激励机制，不仅激励医院员工加快自身素质锻造，提高医院的医疗、教学、科研水平，还吸引全国各地的学科人才纷至沓来，医院的学科竞争力和服务能力迅速提升。

禅医的制度创新是人人有责的实践创新。员工是医院的宝贵财富，医院规模越大，对员工的管理维度越多，管理的难度就越大。禅医参照《中华人民共和国劳动法》《中华人民共和国劳动合同法》《中华人民共和国公司法》《三级医院评审标准》等制定了《医院员工仪容仪表及行为规范》和《员工管理规定》，将常见的厚厚的员工守则浓缩为细致而简明的六十条规范（已在第二章详述）和十六条铁律，在规范员工行为的同时，对违规者除予以经济形式处罚之外，还将进行低聘、不聘、解聘、末位淘汰处理，让职工不仅从医院利益角度出发，更能从自身利益的角度出发，增强尊重制度、服从制度的道德自律和行为自律。

禅医员工工作规范十六条

一、上班无故晚到或早退十五分钟以内记为迟到，第一次扣100元，每次倍数递增。突发意外事件需当即向所在科室考勤负责人报告，由其了解情况，客观记录，提出建议。

二、上班无故晚到、早退或无故离岗15分钟以上，未经同意工作时间私自外出参加会议，请假未获批准即擅自不上班记为旷工，一次扣500元。

三、参加全院大会、职工代表大会、院科两级责任人会议及医院正式通知的其他重要会议等，无故迟到一次扣200元；年度内迟到两次，扣1000元；中途无故提前退场，一次扣200元，每次倍数递增；无故缺席一次，扣1000元。不服从会场会务安排及违反会场纪律者，一次扣200元，每次倍数递增；因抢救、急诊等紧急事件必须处理不能按时参会，需向会议主持人或会议组织部门请假，医院会务考勤部门负责登记。

四、科室负责人未按医院规定时间、内容传达医院有关决定、精神、通知，一次扣500元；未按医院要求交总结、考评、调查问卷及其他书面材料等，一次扣200元，每次倍数递增。

五、违反《医院假期管理制度》及《行政管理人员及院科两级经营责任人劳动纪律管理的规定》者，一次扣500元，每次倍数递增；科室负责人不严格执行医院相关劳动纪律管理条例，一次扣500元；科室考勤负责人不严格履行考勤职责或未按时上报科室考勤情况，一次扣200元，每次倍数递增。

六、利用工作之便，私下为他人做未付费检验检查项目，第一次扣1000元；若双方均为本院职工，则各扣1000元，并补交所需费用，每次倍数递增。

七、不服从医院、部门和科室主管的领导及工作安排，对所分配工作推诿、消极怠慢，第一次扣500元，第二次扣1000元。

八、工作时间内酒后上岗引起患者投诉，第一次扣500元，每次倍数递增；在诊室内接待医药代表，影响患者正常就诊，造成患者投诉，一次扣200元，每次倍数递增。

九、在医疗服务中，因服务态度问题，造成患者投诉，经调查属实，视情节轻重，第一次扣1000元，第二次扣2000元；因工作态度差，责任心不强，影响相关部门工作质量与效率，引起院内投诉，一次扣200元，每次倍数递增。

十、违反操作、规范流程，未造成直接后果者，一次扣200元。

十一、因工作疏漏，造成医院水、电、火、盗、气等方面的公共安全隐患，未造成直接后果者；工作不负责任，造成医疗安全隐患，未造成直接后果者，一次扣200元。

十二、适时调整手机铃声，办公区域内适当调低，培训/会议中则应调至静音或振动状态，违反一次扣50元。

十三、严格遵守《医院互联网公众平台使用管理办法》，违反该办法，在微信平台、网站随意发表不利于医院安定团结，有损医院正面形象和集体利益言论者，一次扣500元，每次倍数递增。

十四、员工必须并准时参加医院各类培训，医院免费提供第一次培训费用。非特殊情况，未经培训主办部门批准而缺席，须参加第二次培训并支付300元/人次的培训费用。

十五、违反医院其他各类规章制度、管理性条例者，一次扣200元，每次倍数递增；情况严重者可按低聘、不聘、解聘处理。

十六、离退休员工同样应遵守医院规章制度，服从管理，自觉维护医院名誉与集体利益，对于违反医院规章制度，不服从管理，发表或发生明显损害医院名誉与集体利益的言论及行为者，医院有权对其进行相应处理（扣罚或取消医院退休福利补贴）。不服从医院退休福利补贴政策或向上提出无理要求申诉者，相关退休福利补贴则待仲裁确定后按仲裁标准实行。

禅医在《员工管理规定》中还特别强调：对违反以上管理规定，系与当事人所属部门管理不到位明显相关者，同时追究部门管理者责任。避免部门与部门之间相互推诿，堵住制度漏洞，做到人人有责，人人守责。

张弛有度、赏罚分明，才能让制度更深入人心。禅医制定了《员工年度绩效考核办法》，每年年初对全院员工进行一次考核，考核内容由工作职责履行情况、绩效因素、品质与安全3个指标组成。每次考核先由员工做自我评价，再由直属主管根据员工一年的工作表现做出客观、真实的评核，与员工面谈后，由员工签署意见，再交上一级主管评核，完成评核的资料及结果上交人力资源部存档，作为聘用、任免、晋升、评优、调薪、调岗等的参考依据。医院对考核结果优秀者进行奖励，对考核结果为不合格者进行绩效扣罚、影响该员工的职级晋升，并针对不合格人员加强培训，培训后3个月后再次考核不合格的项目，再次考核不合格者降级。由此确保员工具备合格的资格及相应的工作能力，以保证人才的质量，切实提高工作效率，确保各项工作落实到位，确保人员的知识、技能与患者的需求相一致。

禅医的制度创新是国际视野的标准创新。医院的服务对象是社会大众，形形色色，众口难调。为解决这一难题，禅医在国内较早引入了JCI体系，对医院管理制度体系和服务制度体系进行标准化再造，重点对医院的制度建设、质量的持续改进、医疗安全标准化进行了系统梳理和流程优化。

为提高管理的精准性和服务的高效性，禅医投入1000多万元对信息系统进行全面升级改造，新上线8个系统，全院覆盖382个无线AP点位，为医院改进服务流程奠定了智能化基础。为进一步规范急诊服务流程，禅医对照国际标准，对医院急诊区域等投入900余万元进行了改造，新制定出台了23项制度和19项流程，使胸痛患者的抢救时间缩短到27分钟，比国际指南要求的90分钟足足缩短了2/3。为提高服务环节质控水平，医院启动医师授权工作，从一片空白到经历20多次的修正，完成400多名医师近千次的授权文书修订工作，最终形成符合国际标准要求的医师管理体系。为保障患者的用药安全，医院依照国际标准，对用药的各个环节进行改进，出台了52项制度，药师们严格按制度规程审核处方、调配药品、核对发药，处方调配差错率控制在0.05%

以下，门诊药房候药时间控制在10分钟之内，患者满意度迅速提升。为提高患者就餐质量，禅医制定出台了《信息互联互通、交互共享管理制度》，将患者点餐系统与医院HIS系统、官方微信公众号打通，患者可在病房里充值点餐，系统能自动获取医生开具的饮食医嘱，通过饮食医嘱自动过滤或匹配特殊菜品，避免误点禁食的菜品，保证了患者的安全。患者所点的食物可实时传送到药事管理系统，用于食物与药物冲突检测预警，避免因饮食不当对患者造成伤害。在全院员工的共同努力下，禅医历经525天的努力，在2018年1月29日以9.92高分通过了JCI国际认证，1199项衡量要素中有1181项满分通过，树立了国际化、标准化的医疗服务标杆。

禅医的制度创新是持续改进的品质创新。禅医清醒地意识到：满意度来自于精细化管理和持续不懈的质量改进。医院先后制定出台了《医院精细化品质及6S管理工作制度》《员工满意度管理制度》《医院员工内部投诉管理制度》《内部沟通形式》《病人满意度（服务品质）管理制度》《患者体验管理制度》《第三方社会评价管理制度》，以员工满意度为重心，从制度上打破了各部门、各科室各自为政的壁垒，将选人用人、职级晋升、成本核算、绩效分配有机地结合在一起，建立起能进能出、能升能降的人才"相马"机制和效率优先、向关键岗位和优秀人才倾斜的绩效"赛马"机制，点燃了全院员工的工作激情。以患者满意度为中心，成立了由健康服务部为中心的管理委员会，下设控烟督查组、院容院貌管理小组、服务品质管理小组、诊区规范化管理小组、病区规范化管理小组、全院布类管理小组、标识·文化·业务宣传小组7个专项小组，对院容院貌、员工素质

（仪容仪表、行为规范）、服务流程、安全管理、诊区及病房规范、宣传与标识指引等进行专项管理。各专项小组时刻关注患者体验，随时反馈，每天调查，每月定期对分管项目进行检查督导，每季度将整改措施及结果汇总公布，并纳入医院绩效考核，督促全院各部室不懈不怠地持续改进管理能力和服务质量，让"满意度是医院的生命线"的美好愿景成为每一名员工为之努力的行动目标。

禅医的制度创新不是小修小补式的敲敲打打，而是以流程化、标准化、人文化为重点的体系创新，是着眼于可操作性、全局性的模式创新。为避免制度改革的反复，禅医在制度创新的过程中采取了先易后难的方法，从最容易被接受的手卫生消杀制度、交接班制度、危急值报告制度等入手，让全院职工循序渐进地感受制度变革带来的变化；从思想动员入手，在每一项制度实施之前，通过科室晨会、院周会、职代会、恳谈会等方式进行沟通铺垫，让职工了解制度变革的必要性和自身收益；从打造标杆入手，对一些容易碰钉子、实施起来可能难度较大的制度，先以科室为单位进行小范围试点，通过先行先试积累经验和树立榜样，减少制度推行的阻力。通过这一系列组合拳，禅医的制度改革平稳有序，获得了员工的广泛认可和积极配合，使医院通过制度优势确立起竞争优势，成功调动起全院员工的积极性和创造性。

第六章

绩效激励

有效的才是最好的

当知如是精觉妙明，
非因非缘，亦非自然，
非不自然，无非不非，无是非是。
离一切相，即一切法。

——《大佛顶首楞严经》

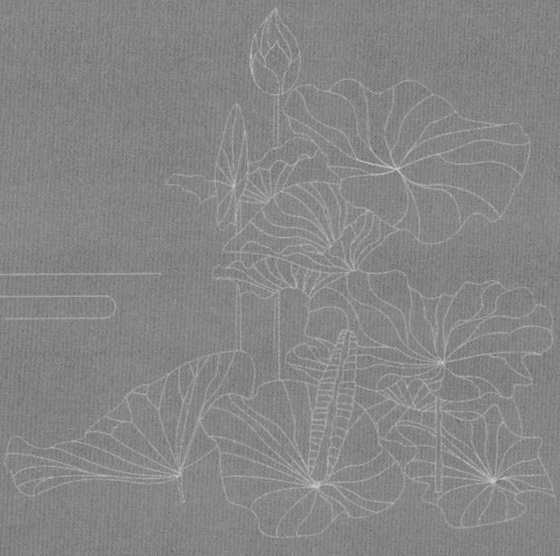

　　紫陌红尘，芸芸众生，促使我们不懈奋斗的动机是实现自我价值的追求。价值是通过行为产生的结果来体现的，这种行为活动与产生的结果就是绩效。绩效是个人或组织为了实现目标而在不同层面上的有效输出，包含个人绩效和组织绩效两个层面，绩，即业绩；效，即效率、效果、行为、方式、方法。绩效管理是通过定量和定性的比较分析，对组织一定时期内的运营效果和业绩进行综合评价，对个人的工作结果及其影响行为、表现和个人特征进行评估的活动。

　　绩效管理与医疗卫生系统"亲密接触"的历史并不长。1889年，美国实验心理学家威廉·詹姆士（William James）发现，受到高激励的员工能在很大程度上提高工作绩效，同时旷工、人员流动、拖拉、罢工和不满情绪等情况显著减少。受其启发，1966年，美国医疗管理之父多那比第安（Avedis Donabedian）将企业质量管理理念引入卫生系统，提出用结构（Structure）—过程（Process）—结果（Outcome）三维理论来评价卫生体系的绩效。1992年，罗伯特·卡普兰（Robert Kaplan）与大卫·诺顿（David Norton）在《哈佛商业评论》上提出"平衡计分卡：驱动绩效的量度"的观点，将财务（Financial）、客户（Customer）、内部运营（Internal Business Processes）、学习与成长（Learning and Growth）作为绩效评价的新指标，被一些医疗机构引入医院管理中进行了尝试。20世纪末，经合组织（OECD）成员国采用病死率、中间结果指标和过程指标等对医院的绩效进行评价，英国采用等待预约住院患者的数量、门诊等待的时间、等待预约住院18个月以上的患者数量、被怀疑为乳腺癌等待门诊治疗大于2周的患者数量、财政的满意程度、在推车上等待 12 小时以上的患者数量、当天取消的手术数量、改善员工生活条件的承诺、医院清洁状况等指标对医院绩效进行评价，这些探索为各国医疗机构开展绩效管理积累了宝贵的经验。

中华人民共和国成立后，为了迅速恢复生产力，提高国民健康素质，国家将医疗卫生机构的全部收支纳入国家预算管理，实行"全额管理，定额补助"的管理办法，让医疗卫生机构和医务人员衣食无忧，能够心无旁骛地投入全民健康事业中。为确保医疗卫生事业的公益性，1955年9月30日，卫生部、财政部下发《关于改进医疗财务管理的联合通知》，对医院实行"全额管理，差额补助，年终结余一律上缴财政"的管理办法，避免医院成为经济实体。1960年2月5日，卫生部、财政部联合下发《关于医院工作人员的工资全部由国家预算开支的联合通知》。在这种管理体制下，医院运行效率不高、服务不优、积极性不强等问题开始显露。1985年，国务院批转卫生部《关于卫生工作改革若干政策问题的报告》，拉开了我国医疗卫生体制改革的序幕，将绩效管理纳入了改革日程。1988年2月，国家将医院预算管理办法调整为"全额管理、差额（定额、定项）补助、超支不补、结余留用"，以此鼓励各地医院提高运营绩效，减轻财政负担。1989年，国务院批转卫生部、财政部等《关于扩大医疗卫生服务有关问题的意见》，提出："允许有条件的单位和医疗卫生人员在保质保量完成承包任务，确保医疗卫生服务质量，坚持把社会效益放在首位的前提下，从事有偿业余服务。"1992年9月，国务院下发《关于深化卫生改革的几点意见》，进一步扩大了医疗机构的经营自主权，鼓励"以工助医""以副补主"，同时改革公费、劳保医疗制度，拓宽卫生筹资渠道。这一系列政策虽然激发了医院开展绩效管理的活力，但缺乏对医院公益性的有效保障，使医疗服务开始与盈利挂钩。

1997年1月，中共中央、国务院发布《关于卫生改革与发展的决定》，明确医疗卫生机构要把社会效益放在首位，防止片面追求经济收益而忽视社会效益的倾向，提出："发展卫生事业要从国情出发，合理配置资源，注重提高质量和效率。""卫生机构要通过改革和严格管理，建立起有责任、有激励、有约束、有竞争、有活力的运行机制。""要进一步扩大卫生机构的经营管理自主权。继续深化人事制度与分配制度改革，运用正确的政策导向、思想教育和经济手段，打破平均主义，调动广大卫生人员的积极性。"在这一政策的鼓励下，绩效管理成为各地医院管理者的必修课，成为医院提升服务效能和综合实力的重要管理手段。

2000年2月16日，国务院体改办、国家计委、国家经贸委、财政部、劳动保障部、卫生部、国家药品监管局、国家中医药局联合出台《关于城镇医药卫生体制改革的指导意见》，再次强调"要建立健全内部激励机制与约束机制""加强医疗机构的经济管理，进行成本核算，有效利用人力、物力、财力等资源，提高效率、降低成本""严格执行内部考核制度和患者反馈制度，员工收入要与技术水平、服务态度、劳动贡献等挂钩"，为医院开展绩效管理进一步明确了方向。

2009年3月，国务院常务会议通过《中共中央国务院关于深化医药卫生体制改革的意见》和《医药卫生体制改革近期重点实施方案（2009—2011年）》，开启了新一轮的医药卫生体制改革，绩效管理成为医院改革的重中之重。

2019年12月28日，第十三届全国人民代表大会常务委员会第十五次会议通过《中华人民共和国基本医疗卫生与健康促进法》，规定："国家建立权责清晰、管理科学、治理完善、运行高效、监督有力的现代医院管理制度。""医院应当制定章程，建立和完善法人治理结构，提高医疗卫生服务能力和运行效率。"绩效管理水平成为衡量医院管理水平的标尺。

2021年6月4日，国务院办公厅发布《关于推动公立医院高质量发展的意见》，要求："坚持和强化公益性导向，全面开展公立医院绩效考核，持续优化绩效考核指标体系，重点考核医疗质量、运营效率、持续发展、满意度评价等。改革公立医院内部绩效考核办法，以聘用合同为依据，以岗位职责完成情况为重点，将考核结果与薪酬分配挂钩。完善城市医疗集团和县域医共体绩效考核制度，促进资源下沉，提高基层服务能力和居民健康水平。"为落实该意见，各地卫生健康委员会开始对二级和三级公立医院从医疗质量、运营效率、持续发展和满意度评价4个维度进行年度绩效考核。

得益于南粤大地的改革先行之机，禅医在一次次的对外交流和激烈的行业竞争中逐渐意识到绩效管理的价值。20世纪80年代，禅医借鉴企业运营管理模式，开始在成本核算和奖金分配上进行谨慎的探索，力图建立一套便捷、明确的绩效管理制度。但受制于人事机制和财务管理机制的限定，这个美好的愿望只能浅尝辄止，虽然已经在一定程度上调动起职工的积极性，但无法从机制上进行深入的、成体系的变革，缺乏足够的、多维度的刺激，最终陷入"心有余而力不足"的尴尬局面，医院成功改制后，禅医才开始放开手脚，全面开启绩效管理。

让医院运营成本变成"明白账",让每一名管理者成为"明白人",禅医绩效管理的第一步是从成本核算开始的。2005年,禅医在国内率先实行全成本核算制,他们以权责发生制为基础,按照"谁受益、谁负担"的原则,将医院成本核算的范围细分为9种。

禅医成本核算范围

一、人力成本:指医院科室发生的工资、绩效奖励、福利补助和社会保障费。主要包括工资、绩效奖金、年终奖金、职工福利费、社会保险费、住房公积金和科室活动经费等。

二、其他相关人力成本:指医院科室为引进人才、提高团队综合技术水平而发生的人员培训费、人力招聘费或劳务费等。

三、药品成本:指医院业务科室发生的药品耗费。

四、材料成本:指医院业务科室发生的各类材料耗费,如卫生材料(一次性卫生材料、放射材料、医用气体材料、美容材料、口腔科材料、试剂)、医用低值易耗品、血费成本和其他材料成本等。

五、折旧及摊销成本:在固定资产使用寿命内按照年限平均法计算固定资产折旧和在使用年限内按照分期平均计算无形资产摊销。

六、管理成本:包括消毒费、洗涤费、委托业务费、医疗减免费、租赁费、物业管理费、垃圾处理费、绿化费、水电费、气(汽)费、物料消耗、办公费、差旅费、车辆使用费、广告宣传费、业务招待费等。

七、维修成本：包括房屋建筑维护费、设备维修费、网络信息系统维护费。

八、其他成本：包括技术支援费、医疗风险基金和赔偿费等。

九、管理费用：医院行政及后勤管理部门为组织管理医疗、科研、教学业务活动而发生的各项费用。

为了提高成本管理效率和精准度，医院根据各科室的业务性质及自身管理特点，将全院各类科室统一归类为6个成本中心。

禅医六类成本中心

一、临床服务类：指直接为患者提供医疗服务，并能体现最终医疗结果、完整反映医疗成本的科室。包括门诊科室、住院科室。

二、护理单元类：指服务于临床科室的护理专业单元科室，主要提供临床护理服务的科室。

三、医疗技术类/药剂类：指为临床科室和护理科室及患者提供医疗技术服务的科室，包括医学影像科、功能科、检验科、病理科、手术麻醉科、碎石室、导管室、胃镜室、输血科、PET-CT、药学部等科室。

四、医疗辅助类：指为临床、护理和医技科室提供动力、生产、加工、消毒等辅助服务的科室，包括消毒供应室、病案统计室、导医分诊组、门诊收费处、住院收费处等科室。

五、行政后勤类：指除临床、护理、医技、医技科室之外，从事行政后勤业务工作的科室，包括行政、后勤、科教管理等科室。

六、公共类：除以上科室外，医院在人力资源规划系统中建立公共虚拟科室，用于核算无法直接归集到具体科室的成本，如一人多岗的成本等。

医院经济核算部门为每个成本中心建立了会计核算账户，按照组织架构设立的定向分摊结构和分摊参数，把指定科室的成本按照指定参数比例分摊至指定的成本中心。各个成本中心先对医疗业务支出耗费进行归集，再按定向分摊结构和分摊层级将公共科室耗费、后勤科室耗费定向分摊，医辅科室耗费、医技科室耗费和护理科室耗费逐级分摊，最终形成临床科室医疗成本。

为确保成本核算的公平、公正性，禅医将分摊层级划分为五级：一级分摊是公共科室的成本分摊，公共类科室主要是因一人多岗而设立的虚拟公共成本中心，该类科室按照组织架构设置定向分摊结构，成本按科室收入比例向下级的成本中心分摊，并实行分项结转；二级分摊是后勤科室的成本分摊，医院将后勤科室成本直接向临床科室分摊，并实行分项结转，分摊参数按临床科室职工人数比例；三级分摊是医辅科室的成本分摊，医院将医辅科室成本向临床、医技和护理科室分摊，并实现分项结转，分摊参数为工作量、收入等；四级分摊是医技科室成本分摊，医院将医技科室成本向临床、护理科室分摊，分摊参数采用收入或处方量比例，分摊后形成门诊、住院临床科室的成本；五级分摊是护理科室成本分摊，医院将护理科室成本按定向分摊结构向临床科室分摊，并实行分项结转，定向分摊参数为住院床日数。通过这种分项逐级的方法，各类科室将看似一团乱麻的各种成本清晰地汇集到了临床科室，便捷地计算出项目成本、诊次成本、床日成本和病种成本等，准确地体现医院、科室的成本水平和管理状况。医院财务部门通过对成本核算结果的环比、同比、人均等分析，寻找成本控制的途径和潜力，向医院管理层提出有效管理和控制成本的合理化建议，为降低医院运营成本，提高医院的经济效益和社会效益提供参考。

在成本核算的基础上，禅医绩效管理的第二步是推行包括医院经营预算、投资预算、财务预算在内的全面预算管理，以此强化内部控制、防范经营风险、提高管理水平。

与很多医院不同，禅医的经营预算分为销售预算、采购预算、成本预算、人员预算、营销及管理费用预算。销售预算是各科室通过对医院的相关经营数据的分析与营销预测，按工作量、人均费用、收费项目进行的预算，由各个科室结合内外部市场环境分析、学科建设水平、市场拓展计划等多方面综合考虑；日常采购预算是医院采购部门根据销售预算、期末期初的药品、耗材、行政物资存货水平以及医疗业务收入中药品与耗材占比、药品与耗材毛利率、行政物资消耗情况等数据编制的采购预算；人员预算由医院人力资源部门根据医院的岗位设置和岗位说明书，定岗定编，结合人均创收和人均创利等因素，与科室沟通咨询后编制；营销及管理费用预算由医院营销部门和管理部门根据各种业务费用进行预算编制。

　　禅医的投资预算包括医院资本化支出预算、贵重医疗设备采购预算等。禅医规定，医院各部门在提出预算时必须提供可行性分析报告，投资时间和数额、资金来源、收益、年现金流量、投资回收期等要进行详细预算。

　　禅医的财务预算包括医院现金收支、经营成果和财务状况的预算。由医院预算管理委员会、预算工作小组与各部门进行充分沟通后，结合医院的战略规划最终确定。

　　为提高预算管理的及时性和准确性，医院信息部门采用多种信息化手段，对各项采购申请、报销申请等进行预算超支预警、提供预算和实际执行情况对比，为医院落实全面预算下的实时控制与预算目标管理提供可靠保障。医院财务部门定期通过月度管理报表、月（季、年）度财务分析报告、滚动预测手段对预算实际执行结果与预算相关指标进行比较分析，及时向医院管理层建言献策，确保预算目标的完成。在多个部门的积极参与下，禅医最终形成以成本数据为依据，以科室预算为基础的全面预算管理，医院绩效管理走出了迷雾，进入数字化、信息化、全域化时代，为开展医院绩效管理奠定了良好的基石。

　　禅医绩效管理的第三步是推行全方位360°考核。禅医依据医院战略目标和医院文化特点，在国内率先建立起"三位一体"绩效考核模式，以经营为主线，以质量与安全、满意度、制度与文化为主要抓手，以提高科室和员工绩效作为导向，采取定性考核与定量考核相结合的方式，由院级考核科室第一责任人，由科室第一责任人考核科内人员，将原有的院科二级考核管理下沉到个人，实现了多角度、全方位综合目标管理，让员工紧紧围绕医院的发展目标，愿意主动、高质、高效地完成工作任务。

为确保"三位一体"绩效考核模式的有效执行，禅医成立由院长为组长的医院绩效考核管理委员会，组织领导全院的绩效考核工作。人力资源部、医政科教部、健康服务部、院长办公室、党委办公室、各科室第一责任人各司其职，从组织架构和责任分工上让绩效考核理念深入人心。

人力资源部是医院考核工作的组织执行机构，负责医院职工绩效考核相关细则的拟定，建立员工绩效考核档案，组织实施各项考核并对考核结果进行统计，作为员工薪酬调整、职务升降、岗位调动、培训、奖励惩戒等的依据。

医政科教部是医疗质量与安全项的考核部门，负责制定年度医疗计划和质量与安全考核指标，定期组织医疗质量与安全考核，对医疗、医技、药学等科室第一责任人、科室人员的绩效进行排名汇总，对发生重大医疗事故的科室季度或年度绩效考核有一票否决权。

健康服务部是患者满意度的考核部门，负责制定临床、医技科室的患者满意度考核指标及对职能部门、后勤科室的服务满意度考核指标。定期组织满意度调查指标考核，对医疗、医技、药学等科室第一责任人、科室人员的满意度进行排名汇总。

院长办公室、党委办公室是医院文化和制度的考核部门，负责制定制度和文化项的绩效考核指标及权重，定期组织考核，对科室负责人的工作进行质询，对全院员工的绩效考核结果进行最后审定。

各科室第一责任人是科室绩效考核小组组长，负责组织制定本科室员工（包括科室副职）的考核指标，定期组织本科室员工的考核并对科室所有员工进行排序，处理本科室关于考核工作的申诉。

禅医深知，绩效考核的目的不仅仅是为了便于管理，更是为了更好的激励。绩效考核不是去刁难人，而是去激发人的动力和活力，医院严格按照可控性、重要性、挑战性、一致性、民主性的原则对考核指标进行科学设置。可控性是指指标能够测量或具有明确的评价标准，必须为被考核人所能影响；重要性是指指标数量不能过多，以3—6个指标为好；挑战性是指指标标准的制定要接近实际，同时要具有一定的挑战性，激励员工奋发图强；一致性是指各层次目标要保持一致，下一级目标要以分解完成上一级目标为基准；民主性是指所有考核指标值的制定均应由上下级人员共同商定，而不是由上级指定。双方无法达成一致时，二者的上级具有最终决定权。这一思路，让禅医的绩效考核既能达到指标科学合理、流程科学严谨的目的，也能确保考核过程人性化、考核结果具有公信力和向心力，从而推动医院实现高质量发展。

每年年初，医院绩效管理部门会根据医院年度经营计划、科室综合目标和实际工作要求，就各科室年度主要工作任务、考核标准、指标权重等内容与各科室第一责任人进行面谈，共同讨论并完成《科室综合目标总表（年度）》《科室综合目标分表（季度）》，并明确《科室第一责任人年度综合目标（绩效）考核表》《科室负责人季度综合目标（绩效）绩效考核表》的信息系统设置，作为科室工作指导和考核依据。绩效考核指标一旦确定，就具有严肃性。如需更改必须经被考核人及其直接领导商定，并报医院绩效考核管理委员会批准，相应考核职能部门和绩效管理科等有关科室备案、更改方可生效。

　　绩效管理重在价值引导，禅医将绩效考核结果严格地运用在岗位绩效工资分配、人事晋升、在职培训、荣誉评比中，引导员工重视考核、珍惜考核、努力工作。以岗位绩效工资分配为例，科室第一责任人的科室经营指标在工作量同比不减少的前提下，当年可控结余和有效总量不低于上一年同期，则可以获得个人预期绩效工资。如低于上一年同期，则要扣罚个人预期绩效工资。如超过新基线，除了可以取得个人预期绩效工资之外，还可以另外获得浮动绩效奖励。

　　为确保绩效考核的公正性和公平性，医院将考核主体下放到每一名员工，采取直接主管考评、自我考评、同事考评和下属考评的方式进行全方位360°考核。科室第一责任人由绩效管理部门根据各科室第一责任人的打分结果，按医疗、护理、医技、行政和后勤5个系列强制比例进行排序。科室内人员由科室第一责任人组织科室绩效考评小组，按照层级管理的要求，分专科、责任等层级开展科室内人员的排序。考核之初，被考核人的考核项、指标和权重由被考核者上级向其说明并相互认可。考核主体为被考核人建立日常考核台账，将考核内容进行记录，作为考核打分的依据和考核申诉处理的依据，考核结果分为 A、B、C3个等级，按照3∶4∶3的比例进行排序公示。年度绩效考核为"A"的职工，列为人才梯队的后备人选及职务晋升、深造培训的优先对象；连续两年年度绩效考核为"A"的员工，医院调薪年度奖励晋升一级岗位工资；连续三年年度绩效考核为"A"且排名第一位的员工，医院记功一次。年度绩效考核为"C"级的员工，由科室负责人进行诫勉谈话，并记入绩效考核档案；连续两年考核为"C"级且位居末位的员工，医院调薪年度不予普调岗位工资，给予岗位调整直至待岗处理，直至解除劳动合同。年度绩效考核为"C"级的科室负责人，由院长进行诫勉谈话，并记入绩效考核档案；连续两年考核为"C"级且位居末位的科室负责人，医院调薪年度不予普调岗位工资，并给予岗位调整，直至罢免处理。医院还开通了考核结果公示渠道和申诉渠道，让每个人都知道为什么要考核、怎么样考核、考核得怎么样，做到心服口服。

改革从来不是一帆风顺的事情，禅医的绩效管理体系建设不是一蹴而就的，而是历经数十年洗礼，先后实行了多轮绩效管理改革的成果。2005年，禅医打破平均主义分配模式，提出"效率优先、兼顾公平"的绩效管理理念，在佛山地区率先实行了年薪制，将绩效考核与分配直接挂钩，医院全体员工的年薪的60%作为固定工资月度发放，其余40%作为绩效工资，由医院和科室的综合目标考核领导小组根据绩效考核结果来奖优罚劣，激励医护人员主动参与管理、主动服务，不断自我提升、自我升级。一度激发起全院员工的工作积极性，但在第一轮绩效改革实施数年后，原有制度的缺陷开始暴露，以岗位绩效工资分配为例，绩效工资没有因科室的综合目标考核业绩而浮动，而是科室内部员工绩效工资的增减，未能充分体现多劳多得的价值引导趋向，新的"大锅饭"开始产生，"小富即安"的倦怠倾向在一些员工中开始滋长。

2010年，禅医开始探索建立"三位一体"绩效考核模式。医院对全院医生进行了岗位分类定级，将医务人员分为科室主任、专科医师、病房责任医师、门诊医师、急诊医师、准医师六类，根据岗位权、责、利合理匹配，提出了"科主任院长化、专科医生最大化、病房责任医生标准化、门诊医生个性化、急诊医生专业化"的岗位管理思路,对科室和员工实行双百分制绩效考核。其中,科室经营绩效以经营结余增长和工作效率提升为主,由医院绩效管理部门进行百分制考核。管理绩效以医疗质量与安全、患者与员工满意度、医院制度与文化为主,由各分管部门进行百分制考核。这是国内首次将患者满意度引入绩效管理体系中,成为禅医服务升级、打造品牌的关键。

禅医规定,患者满意度占科室经营责任人管理绩效的20%,科室满意度管理综合评分不达标,将直接扣罚科室经营责任人的管理绩效。普通员工如收到有效服务投诉,当事员工将按照医院满意度(服务质量)管理规定扣罚个人绩效,主管领导负连带责任,同时扣除科室满意度管理评分。第三方物业公司服务满意度如不达标,将对相关主管部门责任领导进行绩效扣罚,后勤服务部依据满意度调查结果对第三方物业公司进行绩效评定。

在当时,将满意度考核与绩效管理挂钩对很多人来说都是第一次听说,由于考核指标严格,加之缺乏信息化的数据采集手段,负责这项工作的健康服务部一度面临诸多质疑。禅医迅速组织专家进行满意度考核评价软件系统的研发,与第三方医院管理公司合作开展可追溯、可视化的专业调查,逐步赢得了大家的理解和信任,从而打通了从系列到科室、从科室到个人的绩效管理流程,成为禅医科室年度评优、个人评优调薪的重要参考,调动员工的积极性,引导全院职工开始注重提高患者满意度,为禅医的发展注入了强大的制度活力。禅医曾引进一名从公立医院出来的儿科专家,虽然他的专业能力很强,但患者普遍反映他的"脾气"很大,刚来禅医的第一季度绩效考核,他就因为4起患者投诉而扣分。医院领导并没有以冰冷的行政命令对他处罚了事，而是主动和他约谈，聊医院的文化、聊"看一个病人交一个朋友"，让这位儿科专家理解了医院绩效管理的初衷和各个流程，认识到除了医术要好，还要改进服务质量、提高患者满意度，才能更好地实现个人价值。在接下来的2年里，这名儿科专家再没有收到投诉，患者粉丝越来越多了。

禅医数十年的实践证明：绩效管理是实现医院战略目标的重要驱动工具，是激励员工的有效载体。"组织考核什么，员工就关注什么。"借助绩效管理，禅医顺利将满意度文化落地，从多个维度激励医院员工贡献自己最大的力量，为服务对象提供优质的医疗服务，齐心协力地实现禅医的"高质、高效、高福"幸福目标。禅医用大胆探索向我们展示了激励机制的重要性，优秀的绩效管理机制能帮助医院更好地培养人才、提升服务质量、成就品牌。当我们在面对困境之时，唯有狠下心来去主动突破，不断进行自我革新，才能赢得属于奋斗者的精彩！

第七章

基业长青的秘诀

内训师的威力

无一众生而不具有如来智慧，
但以妄想颠倒执着而不证得；
若离妄想，一切智、自然智、无碍智则得现前。

——《大方广佛华严经》

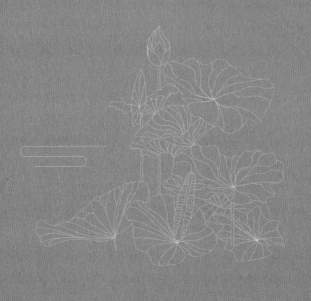

管理难，难在执行；执行难，难在一以贯之。

为何？

因为组织内部不可控、不可测的因素太多了，这是我们无法回避的客观事实。1865年，德国数学家鲁道夫·克劳修斯（Rudolf Julius Emanuel Clausius）在苏黎世自然科学协会上发表了论文《力学的热理论的主要方程之便于应用的形式》，提出了著名的热力学第二定律，认为任何系统内都存在着无序的、不确定性的物理量，他将其命名为"熵"。

1896年，物理学家路德维希·玻尔兹曼（Ludwig Edward Boltzmann）在研究分子运动统计现象时发现：系统总是自发地从熵值较小的状态向熵值较大（即从有序走向无序）的状态转变。系统的熵值越小，它所处的状态越是有序，越不均匀；系统的熵值越大，它所处的状态越是无序，越均匀，"一切生物都是为了熵才进行斗争"。埃尔温·薛定谔（Erwin Schrdinger）认为："所有生物，如果不破坏周围环境的秩序，从中不断吸取自由能，即把负熵不断吸收到体内，就不能生存。"阿尔伯特·爱因斯坦（Albert Einstein）则斩钉截铁地说道："对于整个自然科学来说，熵定律才是第一法则。"

1969年，物理学家伊利亚·普里高津（Ilya Prigogine）进一步发现：系统只有通过不断与外界交换物质和能量，才能通过内部的作用产生自组织现象，使系统从原来的无序状态自发地转变为时空上和功能上的宏观有序状态，形成新的、稳定的有序结构。任何系统要摆脱混乱无序状态的唯一办法就是不断汲取负熵，以抵消熵的增加，从而使系统维持在一个稳定的低熵水平。

随着外部环境和组织规模层级的变化，组织内部的熵增是无法避免的现象。唐太宗李世民就曾向房玄龄和魏徵感慨道："创业与守成孰难？"一千多年后，黄炎培访问延安时，毛泽东同他谈到中国共产党如何跳出历代统治者从艰苦创业到腐败灭亡的周期率的问题。黄炎培说："大凡初聚时聚精会神，没有一事不用心，没有一人不卖力，也许那时艰难困苦，只有从万死中觅取一生。继而环境渐渐好转了，精神也就渐渐放下了……一部历史，'政怠宦成'的也有，'人亡政息'的也有，'求荣取辱'的也有，总之没有能跳出这周期率。中共诸君从过去到现在，我略略了解的了。就是希望找出一条新路，来跳出这周期率的支配。"历史和现实提醒着我们：一个组织要想始终不忘初心，要想始终保持凝聚力和活力，就要不断克服熵增，否则会走向衰亡。

医院是一个复杂的组织形态，影响医院管理质量和服务质量的熵因素有很多，毫不夸张地说，在医院运行的每一个环节、每一个岗位、每一个流程都潜藏着可能因小失大的熵因素，及时发现、消除或控制熵因素这项重任不可能靠医院的管理层去事无巨细地亲力亲为，更不可能靠管理团队去一线不间断地蹲守处置。

要想始终如一地保持医院目标的驱动性、运行的高效性、执行的高质性，能始终如一地为服务对象提供稳定的、优质的健康服务，就需要管理者能最大限度激活医院员工的主动服务意识和优质服务能力，由被动式管理和应付式服务变为参与式管理和主动式服务，精准、及时地消除或控制熵因素，保持管理水平和服务品质的持续性、优质性。

数十年来，国内外诸多学者和医院管理者已经提出并实践了各种方案，诸如在思想上和行为管理上加强人文文化引领和制度约束，在环节管理上引入ECRS流程优化或6σ质量方法、6S管理等工具进行流程再造，在绩效考核上采取BSC、KPI及全方位360°考核等程序进行量化评价等，这些措施虽取得了不错的成效，但极易因医院运行机制改革、医院核心管理人员更换、管理层级及部门职责调整、一线员工轮岗流动而波动，甚至失之毫厘，谬以千里，医院管理水平和服务水平的稳定性与持续性依然是当代医院管理难解的"阿喀琉斯之踵"。

禅医的解决方案主要是：建立覆盖全院的服务培训体系，引导和鼓励全体员工深度思考、积极参与医院优质服务的全过程，减少熵增。通过场景化学习来持续提升职业素养，通过自我加压来持续改善医疗服务质量，增加负熵，实现全员动态学习、全员主动检视、全员自我迭代。

在禅医的解决方案中，发挥关键作用的是禅医的内训师。禅医的内训师由工作在全院各个岗位的中青年业务骨干组成，他们来自于服务员工、服务大众的一线，亲身体验着医院管理和服务的细节品质，是医院管理和服务的实践者，也是观察者、思考者、改进者、引导者。

推行内训师制度并不是禅医的心血来潮，而是医院提升服务水平和竞争力的迫切需要。在转型发展的过程中，禅医领导层深刻地感受到持续提高全体员工职业素养的必要性，岗位继续教育培训是最有效的资源投资，只有"洗心"才能聚心聚力，只有聚心聚力才能焕然一新。禅医每年都会邀请一批国内外专家来院进行讲学，也分批次派出中层管理干部到国内外研学，虽然诚意满满，但是效果一直差强人意。医院管理层发现：这种讲学式的培训只能解决医院管理或医院服务"是什么"和"为什么"的疑惑，解决不了医院急需的"如何做"的困惑。只有将培训对象覆盖到全体员工才能将培训的效果转化为实用的成果，只有将外聘专家变成自家的内训师，才能将走马观花式的培训转为覆盖全院的现场指导。

2010年12月，禅医开始着手培养自己的岗位继续教育专家——医院内训师。医院采取自愿报名、考核录取的方式面向全院员工招募内训师培养对象，依据业务能力、组织能力、创新能力、学习能力、沟通能力和洞察能力等遴选出36名培养对象，由来自新加坡的医院服务管理专家围绕优质服务领导力、结果导向的辅导、用心服务、美好回忆等模块课程对培养对象进行系统化

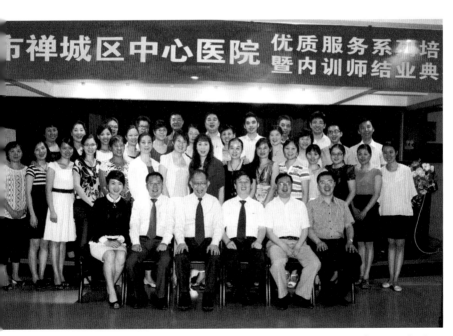

禅医首批医院内训师

培训，手把手地传授医院服务、医患沟通、培训组织方法、核心课程开发方法等内容。经过新加坡国际管理学院的考核后，36名培养对象正式成为新加坡国际管理学院认证的国内首批医院培训师。这批医院内训师在健康服务中心的指导下，结合自身工作体验和观察思考，对医院的各个服务流程和服务质量进行全面梳理，制定禅医版《优质服务指南》。这将推动各个科室、各个岗位实实在在地从细节入手，提升服务品质。

例如：我们经常见到患者家属在非探访时间要求探访患者。如何接待和婉拒他们，避免引发不愉快的投诉？常规的医院服务流程并未细化，外请的医院管理专家也很难关注到如此细节的问题，并给出具体建议。一位在ICU工作的内训师则根据自己的工作体验制定了一份详细的服务指南。

接待在非探访时间要求进行探访的ICU患者家属服务指南

> **情景：** 早上10时，ICU医护人员正在执行治疗及查房，某患者家属在门外按铃，要求探视，由于还未到规定探视时间，为保障治疗、抢救有序进行，以及防止交叉感染，护士应婉拒家属的要求。

目标	医护人员应说和应做
建立良好的印象	1. 工作人员仪表整洁、大方，佩戴胸牌上岗。得体的问候，保持与家属目光接触。 2. 以亲切的方式迎接家属："××先生/女士，您好，我是值班护士×××，有什么需要我帮您？"

（续表）

目标	医护人员应说和应做
让患者家属了解情况	1. 向患者家属说明ICU探视的相关规定。如探视的人数及探视时间等："×××先生/女士，现在还没到探视时间，我们的探视时间是11：00至11：30、16：30至17：30，很抱歉不能为您提供方便。" 2. 耐心说明规定探视时间的原因："×××先生/女士，因为危重患者的抵抗力低下，限制探视人数与时间是为了让患者能更好地休息，同时，也是为了预防交叉感染，使患者得到有效治疗。"
提供独特的解决方案	1. 告知患者目前情况，使其家属放心："×××先生/女士，现在主治医生正在为您的家人诊治，目前患者的情况稳定，昨晚睡眠6小时，今早食欲较好，吃了一碗肉粥。我会将您的关心告诉患者。请您放心，我们会细心照料他/她的。" 2. 根据情况做出指引："现在距探视时间还有1小时，您可到休息室等候，休息室有书籍等资料，您可以边阅读边等待。病房会在探视时间准时开放。感谢您的理解与支持。"

例如：我们经常在医院大厅里遇到不知道如何办理入院手续的患者或患者家属，怎样帮助他们？这在各类医疗工作制度和手册上并无明文要求，而一位在人力资源部工作的内训师根据自己在门诊大厅调查的情况制定了一份服务指南。

为入院患者办手续，并送患者到病房服务指南

情境：门诊大厅里人来人往，我们经常会遇见需要办理入院的患者或家属，作为医院员工，我们应主动提供帮助，向他们表示关切和慰问。

（续表）

目标	医护人员应说和应做
建立良好的印象	1. 得体的问候，保持与患者目光接触。 2. 以亲切的方式迎接患者及家属："×先生（女士），您好，我是禅医××科××，现在由我带您办理入院手续，好吗？"
让患者家属了解情况	1. 向患者或患者家属说明办理入院的过程和注意事项，如需要提供医保证和身份证等证件："×先生（女士），请问您带好身份证和社保卡吗？办理入院手续需要这些证件，如您没有带，可以在入院3天内补办手续。" 2. 亲自带领患者或患者家属到出入院处置室办理入院号的登记，办理登记号前需要提交禅医通，如患者没有"禅医通"，先去门诊收费处办理。 3. 办理好入院登记号后带领患者或患者家属到出入院收费处登记及缴纳按金："×先生（女士），这是您的按金单，出院的时候需要携带这张单据进行结算，请您保管好。"
提供独特的解决方案	告知患者或患者家属在住院期间可以在本院就餐，并带领患者或患者家属办理饭卡。可以推荐饭堂的营养配餐，并告知每天的点餐流程："×先生（女士），您办理了饭卡以后，可以预存部分伙食费，剩余部分在出院时是可以退回的，每天都会有点餐员到您的房间提供点餐服务，这里有一些健康食谱可以供您参考。"
全程跟踪	1. 陪送患者至病区，请其坐下并等待，告知病区的护士安排床位及通知医生接诊。 2. 如果患者有特殊情况需要额外协助，通知在场的同事。 3. 愉快告别，祝福患者早日康复。

　　这些从普通员工视野和患者视野出发，充满人文关爱、详尽细致的医院服务指南在各科室试行，并大获好评，被称之为"好懂、好用、实用"。

　　效果初显之后，医院更加坚定了培养内训师的决心，2012年10月，禅医将18名内训师全部送到新加坡参加为期6天的医院培训师高级深造课程，还安排到以优质服务著称的新加坡亚历山大医院等医疗机构实地观摩，让医院内训师掌握医院优质服务的精髓。

　　内训师学成归来之后，健康服务部将他们按照每3人一组的方式，派遣到全院各科室一线，对全院近2000名员工进行小班制的优质服务培训。这种有针对性的、指导性的培训紧贴实际、自带解决方案。短短几个月下来，禅医管理层就发现：在内训师的培训指导之下，医院员工的服务技能和礼仪更加友好，医院服务

新加坡国际管理学院
第231届医院培训师高阶培训课程
2012年10月07日 至 2012年10月13日

SGP INTERNATIONAL MANAGEMENT ACADEMY

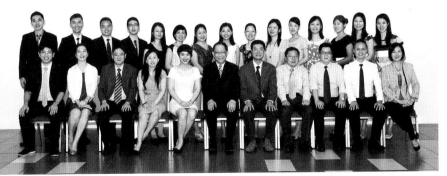

内训师赴新加坡参加高阶培训留影

流程更加简洁，患者满意度和员工满意度都得到了提升。禅医因此将内训师制度定为医院的一项长期制度在医院全面推行。

禅医要求，内训师的服务对象是全院员工，工作的重点是推行医院服务提升计划、实施优质服务和人文医学等课程的开发培训、及时收集并解决患者提出的意见及建议、做好科室服务投诉及意见的监督整改、定期进行服务质量检查与督导、组织服务投诉案例演练培训、做好医院员工仪容仪表及科容科貌的检查。

其中，优质服务和人文医学课程培训的对象是医院新员工、服务意识薄弱的员工、被投诉服务质量的员工，主要是通过深度讨论、案例分享、角色扮演和情景模拟等互动式、体验式的优质服务培训，让员工改变服务价值观、服务意识和态度，掌握优质服务技能，加深对医院服务文化的理解和认同，为患者提供优质服务，提升患者满意度。

人文医学课程培训的对象是全院员工，主要是通过人文医学培训，提高员工的人文素养，树立正确的价值观、服务理念和团队合作精神，同时掌握医患沟通技能、临床管理及心理调适能力，进一步深化和提升员工的人文素养和以服务对象为中心的服务理念。

禅医重视人文建设工作。2022年5月31日，禅城区首家生命健康叙事分享中心正式落户禅医，这是目前全国首家在非公医院成立的生命健康叙事分享中心。

服务投诉案例演练培训的对象是医院管理层和科室内部人员，主要是把满意度调查中发现的问题和具有较大影响的患者投诉事件形成案例，通过对这些案例进行角色扮演、模拟演练，运

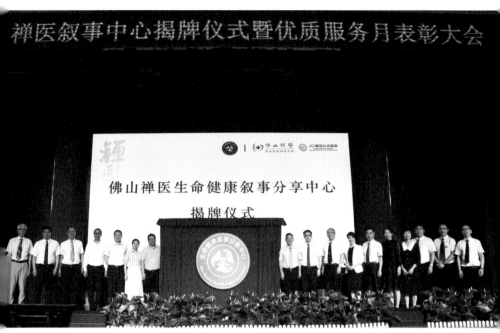

禅医生命健康叙事分享中心揭牌仪式暨优质服务月表彰大会

用"根本问题分析法"探讨问题所在，找出根本原因，提出解决途径和方法，避免同类型问题再次出现，并将案例演练的问题纳入服务质量检查与督导工作中的重点内容，通过多种方式的检查与督导对问题进行跟踪、持续改进和提升。

同时，内训师还要通过常规检查、专项检查、视频监控、电话调查、患者访谈、日常工作等方式收集患者满意度意见，对医院各科室的诊疗环境、员工仪容仪表与服务质量、电梯电话礼仪、患者满意度进行质量检查与督导，及时改善患者就诊环境、改正不良的服务行为，让优质服务成为习惯。

为调动内训师的积极性，禅医赋予了内训师9项"特权"：享有授课及新课程开发的权利；享有优先参加院内外培训学习的权利；享有申请购置课程相关的书籍、资料、教具的权利；

可获得健康服务中心定期向内训师发放的培训材料、学习资料；可参加医院不定期组织的内训师文娱交流活动；在个人职业发展方面具有优先权，表现在员工绩效考核、后备干部选拔、晋升等方面；每月获得与职级相对应的培训津贴；授课将按授课质量获得相应的课时费用；享受课程开发奖、年度评优奖的奖励政策。

禅医规定，凡符合基本条件的医院员工均可通过科室推荐或自荐，申请成为初级培训师。健康服务部根据各科室的人员数量、申报人水平、培训需求等确定初级培训师候选名单，安排试讲考核，依据考核情况填写《内训师晋级评估表》，报院长审批后批准申请人获得初级培训师资格，初级培训师要接受1年或以上锻炼后经过考核才能正式成为医院的内训师，进入医院内训师系统。中级内训师要具备初级培训师资格1年或以上，年度资格考核获"优秀"。高级内训师要具备中级内训师资格，连续2年年度考核获"优秀"。资深内训师要具备高级内训师资格，连续2年年度考核获"优秀"。

禅医认为，内训师也要讲绩效。禅医内训师的工作绩效由常规绩效、培训绩效、检查绩效、奖励绩效和扣罚绩效5个部分组成，由健康服务中心负责考核，根据考核综合成绩发放内训师工作绩效。其中，常规绩效为每季度50分，由内训师自评，考核内容包括内训师科室优质服务培训、科室环境和员工仪容仪表检查、按时完成工作任务、投诉意见整改、会议和培训纪律、个人形象、团队活动参与性和自我学习提升情况等。培训绩效包括课程开发绩效和授课绩效两部分。课程开发绩效针对新课程开发环节，在授课内训师新课试讲中，由学员对其予以评分。授课绩效根据内训师的授课绩效基数、时间系数和评估系数计算得出。检查绩效为每月20分，由服务质量检查与督导小组组长根据内训师的工作积极性、工作量、工作效率和工作质量综合评定。奖励绩效是对内训师个性化行为的奖励，如培训值班、在院外培训技能比赛获奖、提出改善性意见或方案等。健康服务中心根据绩效考核情况决定内训师的评聘等级和享受待遇。

内训师制度在国内没有先例，为确保这项制度能够顺利实施，取得实效，禅医管理层付出了巨大的勇气和心血。招顺带亲自牵头、亲自布置，协调各方，确保制度的落地生根。她精心组织课程设计，到一线科室为大家现身说法，传授优质服务理念。她细心组织精兵强将，全面开展服务质量督导，确保医疗服务质量的持续改进。面对覆盖全院各层级、互相不隶属的内训师，创造性地采取"班委制"的形式来进行组织管理，成立内科组、外科组、妇产科组、儿科组、门急诊组、行政后勤组6个工作组，由她亲任班主任，在内训师队伍中遴选班长、学习委员、组织委员、纪检委员、文艺委员等骨干力量，由班委成员根据内训师们不同的职业方向以及个人才能进行责任分工，让内训师们在不同的工作领域能够充分发挥出自己的特长。不定期组织内训师参加书评会、户外拓展等交流学习活动，增强内训师团队的凝聚力，提高内训师的培训技巧。每月召开一次例会，就医务人员服务情况、出现问题、课程更新等方面进行讨论。每季度召开一次季度会议，对相关问题进行讨论，表扬表现出色的内训师，对内训师的培训技巧进行培训，并发放内训师季度所得。年终召开一次内训师年度总结会，总结医院优质服务培训工作，表彰表现出色的

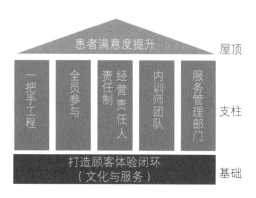

禅医"中心服务模式"示意图

内训师。在她的坚持下，禅医的内训师制度逐渐成熟，工作走上正轨。禅医的内训师们干劲十足，在健康服务部的组织下，围绕医院的中长期发展战略需求，持续改进医院管理质量和服务质量，肩负起传播医院文化、开展优质服务培训及优化服务流程的重任，成为禅医的"优质服务培训师""服务检查督导师""服务流程优化师"，成为禅医"中心服务模式"的重要支撑。

以门诊西药房取药流程改善项目为例。禅医自2016年开始日均门诊量已经达到240万人次，2020年年门诊量达到260万人次。这260万人次的服务，全程都能够在1个小时内完成。然而在改善之前，内训师在院内检查及满意度调查中发现，门诊西药房取药时间过长。患者一般需要等待半个小时以上，更有甚者在取药环节耗费2个小时。针对这个问题，内训师以缩短患者取药等候时间为目标开展了改善项目。这个改善项目由健康服务中心牵头，内训师团队作为主要执行者，通过合理的工作组织流程，由信息科、门诊办、导诊组、西药房、收费处等多部门协作完成。

内训师首先组织对取药服务流程的进行分析。经过调查发现，9：00—10：30就诊早高峰时段，西药房人头攒动，秩序较为混乱。取药的患者都会在取药报到机处报到，西药房药师收到报到信息后再进行配药，配药完成后叫号发药。在这样的服务流程下，员工的效率已经达到相当高的水平，然而患者体验却很差。内训师对问题进行梳理之后发现，造成取药时间长的主要原因，是由于患者刷卡后才能够进行配药，造成候药时间延长。针对这个问题，内训师联合财务科、收费处、药学部人员进行流程梳理，提出将充值环节与结算分离，前置配药环节，缩短候药时间。流程改善后，患者在对禅医充值卡进行手机端、自助端充值的时候，即视作已经对诊疗服务进行结算，大大提升了流程效率。

内训师在实际调查中发现：错误处方、拆零、工作失误等问题，会产生冗余的工作量，造成候药时间延长。内训师联系信息科对错误处方从人工纠错改为智能拦截，通过信息系统进行初步的审方工作，减少错误处方产生的几率。另外发药不拆零，也减少了拆零所花费的时间，减少了相关的工作量。在药篮上贴上标签，提高药师发药时找药的效率，将用药指导信息直接贴在药盒上，方便患者用药。医院还根据内训师的建议，为西药房配备了自动配药机，配药效率进一步提升，候药时间进一步缩短，医患双方的满意度都得到提升。

医院"停车难、停车贵"是国内外很多医院的通病。禅医内训师们从满意度调查、患者访谈中了解到患者的需求后，决定抓住这个痛点进行改善。他们收集医院停车服务的相关数据，走访工作人员和患者后发现：禅医日均门诊量超过6500人，停车位只有800个（其中，院内停车位300个，职工停车位500个），远远不能满足患者停车需求。患者平均寻找车位时间超过半个小时，高峰期甚至超过1个小时。部分患者因找不到车位，在医院门诊临时停车，导致通道拥堵加剧，影响急诊救援。患者因在医院门诊临时停车被交警贴罚单导致不满，投诉时常发生。

内训师通过鱼骨图分析法，确定了医院停车服务的4个痛点，包括看病时间长导致停车时间长、车位紧张、标识不清、现场人手不足。针对这4个痛点，确定了多层次的应对策略。

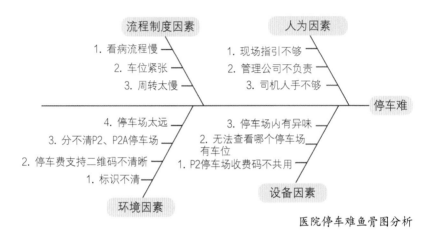

医院停车难鱼骨图分析

健康服务部根据内训师们的方案，向医院管理层提出了4条建议：一是优化门诊患者服务流程，缩短患者在医院停留时间，尤其是加大信息化的投入，提高运行效率。二是启用外部停车场，以应付高峰时段需求，同时对停车场和医院往返的患者提供免费接驳车。三是由院领导带头让出车位，并且积极解决员工上下班问题及交通补贴。四是优化停车场服务，提高现场指引人员素质；高峰期增加管理层现场管理，提供代客泊车服务。这4条建议很快为医院采纳，1个月后，患者对禅医停车服务的满意度从65.1%上升至86.3%。但数月后，内训师发现停车服务满意度又有下降，经过根因分析和现场走访后发现：影响满意度的因素

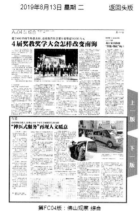

南方日报 高度决定影响力

2019年8月13日 星期二　返回头版　版面导航　标题导航　往期报纸　下载南方+

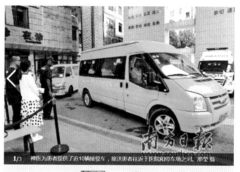

动真格解决痛点，新增近800个停车位破解停车难问题

"禅医式服务" 再现人文暖意

2019-08-13　我有话说（0人参与）

1/3　禅医为患者提供了近10辆接驳车，接送患者往返于医院和停车场之间。邢莹 摄

媒体报道禅医解决停车难痛点和"禅医式服务"

是停车场的缴费系统。医院启用付款码自助扫码缴费，虽然看似减少了流程，但是实际上操作不便捷。禅医立即优化了支付系统并统一收费标准（停车6个小时内收取5元），满意度很快再次提升到87.4%，再未收到相关投诉。

2021年11月2日，禅医承担了佛山市一所小学的疫苗接种工作。由于来院接种的学生多由家长陪同，现场秩序承受了一定压力，出现了人员拥挤的风险。内训师得知这一情况后，立即在现场增派导诊、由保卫科增派保安协助维持排队秩序，确保安全有序。增加登记窗口、疫苗接种窗口，提升服务效率。为使学生及家长获得更好的服务体验，调配后勤人员增加临时座椅供学生、家长留观，导诊协助提供饮用水。另外，还设计了留影区，使疫苗接种体验增添温馨与乐趣。该项行动被《南方日报》《广州日报》等媒体报道。

十多年来，禅医不断对内训师制度进行打磨完善，以水滴石穿的精神和毅力坚定地推行内训师制度，持之以恒地对全体员工进行医院文化、服务礼仪规范、优质服务等课程培训，将爱心、善心、同理心注入每一名员工的心灵深处，保持禅医的凝聚力和向心力。内训师发挥作用，推动全员努力不懈地改进服务流程，处处为服务对象着想，处处尊重服务对象、关注服务对象、爱护服务对象，把每一个承诺和美好的祝福都尽量落到实处，保持服务稳定、优质，成就了禅医的美名。内训师制度是"禅医式服务"模式能历久弥新、长盛不衰的"核武器"，是禅医能"笑傲江湖"的独门秘籍，是禅医对中国卫生健康事业管理的巨大贡献。

第八章

价值管理

创造价值才能永获人心

愿我来世得菩提时，
身如琉璃，内外明彻，
净无瑕秽，光明广大，
功德巍巍，身善安住……

——《药师琉璃光如来本愿功德经》

　　什么都是浮云，这个世界没有永远的王者，医院要想在社会大众的心中保持良好的品牌形象，要想在激烈的竞争中不断提高服务对象的满意度和忠诚度，维持自己的竞争优势，只有沉下心来不断地为服务对象创造价值，没有任何捷径。

　　价值是客体能够满足主体需要的效益关系。《史记·货殖列传》有言："天下熙熙，皆为利来；天下攘攘，皆为利往。"1776年，亚当·斯密（Adam Smith）在《国富论》中将价值定义为使用价值与交换价值。1817年，大卫·李嘉图（David Ricardo）在《政治经济学及赋税原理》中提出，商品的价值或其所能交换的任何其他商品的量，取决于其生产所必需的相对劳动量。1867年，卡尔·马克思（Karl Marx）在《资本论》中提出，商品的使用价值是通过具体劳动而创造出来的，具体劳动表明劳动具有自然属性，在一定程度上反映了人与自然的关系，而商品的交换价值，亦即价值，则由抽象劳动所创造，这种劳动是指凝结在商品中的无差别的人类劳动，反映了商品生产过程中具有的社会生产关系，具有客观性、主体性、多维性、社会历史性的特性。

　　价值是现实与期望的感知。1988年，瓦拉瑞尔·A.泽丝曼尔（Valarie A. Zeithaml）在《服务营销》中提到："人们买的不是东西，而是他们的期望。消费者希望在交易过程中实现一定的顾客价值。顾客价值的本质是顾客感知，是顾客在感知产品或服务的利益之后，减去其在获取产品或服务时所付出的成本，从而得出的对产品或服务效用的主观评价。"1994年，菲利普·科特勒（Philip Kotler）研究发现，让渡价值才是服务对象最在意的。所谓让渡价值是指总顾客价值与总顾客成本之差。其中，总顾客价值是顾客从某一特定产品或服务中获得的一系列利益，包括产品价值、服务价值、人员价值和形象价值等。顾客总成本是指顾客为了购买一件产品或服务所耗费的时间、精神、体力以及所支付的货币资金等。顾客在选购产品时，往往从价值与成本两个方面进行比较分析，从中选价值最高、成本最低，即以顾客让渡价值最大的产品作为优先选购的对象。1997年，罗伯特·伍德鲁夫（Robert Woodruff）从顾客价值认知变化的角度阐述了顾客价值，提出了顾客感知价值的认知模型。他认为，顾客感知价值分为三个层次：第一，产品期望的属性及其性能表现，在顾客购买该产品的时候就已经形成基本的属性预期；第二，使用情境中期望的结果，顾客在某特定情景下使用该产品的时候会对使用结果形成偏好和预期；第三，顾客的目的与目标，顾客会根据使用的结果对于自身的目的目标形成期望。顾客价值是顾客对特定使用情景下有助于（或有碍于）实现自己目的和目标的产品属性及其实效与使用结果的感知偏好与评价，顾客对价值的认知是随时间而变化的。使用情景如果发生变化，则产品的属性、使用的结果以及顾客的期望都会发生变化。

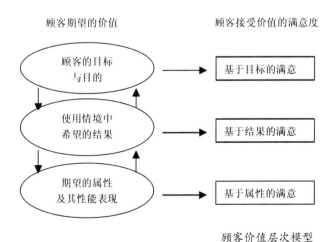

顾客价值层次模型

价值是不同层次的个性化体验。格朗鲁斯·古德斯坦（Gronroos Goodstein）研究发现：顾客对价值的感知除了产品及其附属服务之外，还包括了维持关系的努力，企业应当通过发展良好的顾客关系来提升顾客价值。哈维·汤普森提出了"三因素法"，将价值分为基本因素、吸引因素和满意因素三个层次。其中，基本因素对于顾客购买行为的影响不是很大，但却是顾客购买产品的基本条件和动机；吸引因素对消费者购买产品有重要作用，是企业相对于竞争对手的优势；满意因素虽然能够提升顾客对于企业的印象感觉，但是对于消费者购买时的选择方向并没有起到决定性作用。因为"三因素法"可以做权重分析，所以很快被应用于公共服务领域，用于评估服务对象的满意程度。对于医院而言，基本因素是医院提供的服务必须具备的价值要素，是医疗服务最为基本的属性。如：医院必须要有洁净的环境、稳定的医疗质量和医疗安全、专业的医护人力资源等。对于医院而言，吸引因素是医院吸引患者的价值要素，是患者已经知道自己需要但在其他医

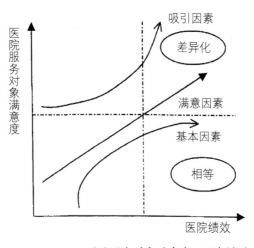

医院服务对象满意度三因素模型

院不能很好满足的价值，甚至是患者未曾预料到能够得到满足的价值。如：在某个领域绝对领先的医疗水平、独一无二的诊疗技术和服务等。对于医院而言，满意因素是医院提供的服务价值超出患者期望，令人惊喜，如：专属VIP体检、院士会诊等。

医疗是有价值的。2006年，迈克尔·波特（Michael E. Porter）在《重新定义医疗创造价值竞争的结果》一书中首次提出了"价值医疗"的概念。他认为医疗服务应该以患者为中心，以价值为导向，充分考虑患者在医疗服务全过程中的需求与体验，通过提高患者的医疗效果，控制消耗的医疗资源和成本，为患者提供更高价值的医疗服务。价值医疗从医疗服务效果或质量、服务成本、患者就医体验三个维度来考量医院的管理能力和服务水平，认为衡量医疗服务的价值不应只是聚焦于成本，而应关注单位医疗投入的健康产出，医院运营水平和医院品牌价值的高低取决于单位医疗投入的健康产出的疗效，而非投入医疗服务量的多少。

以价值医疗为导向的医院管理是多方共创共赢的管理模式，是让医疗服务需求方、医疗服务供给方、医疗服务支付方等多方利益相关者在医疗质量、医疗服务成本以及疗效结果的评价等方面均能共同受益的管理模式。从医务人员角度来看，只有在既定成本里为患者提供更优、更合理的医疗服务，才能更加凸显医护人员的工作价值；从管理者角度来看，只有以文化为驱动，以创新为抓手，建立正向激励的绩效机制才能更加有效地鼓励医护人员为患者提供优质服务。从患者角度来看，在购买医疗服务时比较不同的治疗方案和付费模式及品牌美誉度，在不同医疗团队和医疗机构中进行最优选择，才能寻求到最大价值。在价值医疗的导向下，只有真真切切地为患者创造价值，才能获得并实现自己的价值，只有为患者提供超出期望的、令人满意的优质服务，才能让服务对象感受到医院的善意和诚意，主动地成就并认可医院的价值，并将这种认可转化为满意度和忠诚度。

禅医很早就意识到价值管理的重要性，他们将医院的战略定位锚定在持续提升患者就医体验，持续输出高质量健康服务的价值基石之上。半个多世纪以来，他们坚持守正创新、问题导向、系统思维，不断运用新手段、新技术、新模式，打通人民群众看病就医的堵点、淤点、难点，探索出"全员、全流程、全周期"的服务标准，医疗服务的舒适化、智慧化、数字化水平得到了整体提升，形成了流程更科学、模式更连续、服务更高效、环境更舒适、体验更人文的"禅医式服务"模式，成为中国式现代化医疗服务的先行者。

在价值引导上，禅医将"一切以患者为中心，患者满意度是医院的生命线"确定为医院的核心理念，把"以人为本、视病犹亲、善心善念"作为全院员工的价值准则，要求全院员工围绕提升患者体验想办法、用心思、出实招，让每一个到院的患者都能感受到被尊重、被关注，并让患者留下美好的印象。禅医在国内率先设立服务品质管理委员会，由分管副院长担任委员会主任，服务管理部门负责人担任委员会副主任，各系列内训师代表担任委员，建立起覆盖全院的服务品质培训、监测、改进体系，制定出台了《病人满意度（服务品质）管理制度》《患者体验管理制度》《第三方社会评价管理制度》等100多项工作制度及流程，对患者能体验和感受到的每一个医疗服务环节进行了标准化的界定和规范。服务品质管理委员会定期收集、分析患者体验相关数据，每季度召开工作会议，听取各科室的患者满意度汇报，分析和制定持续改善患者体验的具体措施，不断提升患者体验的舒适度。内训师团队对全员进行价值观熏陶和服务能力培训，使"医护人员的价值来源于患者的信任和认同"的理念深深地镌刻在每一名禅医人的骨子里，让禅医人自觉将"以人为本、视病犹亲、善心善念"的价值准则内化于心，外化于行。

在运维机制上，禅医以提升患者就医体验为出发点，在国内首创"中心服务模式"。医院以患者体验为中心，对传统的院科二级管理结构进行重组，对不利于提高服务效率的结构和层级进行优化，对不利于提高医护人员工作积极性的规章制度和部门职能进行裁撤，对不利于提高患者就医满意度的流程进行优化，成立直接回应患者需求的健康服务中心，为患者提供"手把手"的贴心服务。禅医以健康服务中心为圆心，实行了科室主任院长化、护理经理人化等内部运维机制改革，让医院管理层由"以上级为中心"转向"以临床为中心"，让临床一线由"以医疗为中心"转向"以患者为中心"，调动起全院每一名员工改善患者就

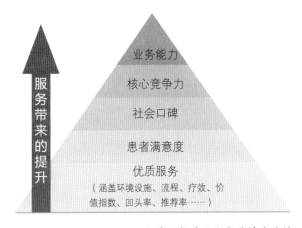

优质服务对医院发展的重要性

医感受的工作热情。全院上下"一条心"合众力,"一念正"聚人心,"一股劲"做服务,"一手牌"建品牌,为患者打造出热心服务"不掉线"、跟踪服务"不断档"、全时服务"不下班"以及"一小时就医"的全新就医体验,管理效能发生了质的飞跃。连续五年在中国非公立医院竞争力排行榜中位列第一,连续五年获国家卫生健康委员会颁发的"改善医疗服务示范医院"荣誉称号,被佛山市民誉为"服务最好的医院"。

在质量管控上,禅医以患者需求为导向,以新技术、新项目应用和人才培养引进为双轮驱动,着眼于构建"国内名院、与国际化接轨的医院"为目标,努力打造区域性医疗、教学、科研高地。医院以"禅医三宝"(椎间盘、排石、生宝宝)为"火车头",按照精品化、特色化的学科建设思路,带动和培育出"七大专科医院",佛山市"十四五"医学重点专科建设项目13个,涉及11个专科,包括脊柱骨科、中医妇科、心血管内科、妇产科、儿科、麻醉科、医学检验科、康复医学科、重症医学科、超声医学科、中医儿科。其中,脊柱骨科、中医妇科被评为医学重点专科。医院脊柱中心目前已成为佛山市医学特色专科,每年完成椎间盘单病种手术超过3300台次,患者来自全球十几个国家。泌尿中心年门诊量达3万余人次,年住院超3000人次,年手术量1600多台次,品牌影响力覆盖珠三角地区,"治结石,到禅医"已经家喻户晓。近年来,禅医还积极与欧美知名医疗机构在质量安全管理、技术引入、人才培养等方面开展合作,培育打造国际骨科联盟、国际肿瘤放疗中心、国际妇女儿童医学中心三大国际化医疗中心,服务能力提升至全国前列。

为了切实让患者感受到医院卓越的服务品质,禅医在国内率先推行"患者不动医护人员动"的多学科诊疗（MDT）服务，打破专业设置的壁垒，强化医院各学科的专业协作，让患者不用在医院各科室东奔西走，就可以享受全院多个学科专家的服务。76岁的霍阿姨患有高血压、颈动脉硬化、病毒性脑炎、慢性肾功能衰竭等14种基础病。某一天，她因突发急性心肌梗死并发心源性休克被紧急送至禅医重症医学科抢救。在大剂量血管活性药物的作用下，霍阿姨的血压仍急剧下降，并逐渐出现意识模糊加深、严重代谢性酸中毒等症状，病情极其危重，循环难以维持，随时会有生命危险。重症医学科立即联合心血管内科、血管外科、超声影像科等多学科开展紧急协作，运用体外膜肺氧合（ECMO），在霍阿姨清醒的状态下进行了VA-ECMO置管，随着体外膜氧合器氧合后的鲜红色血液灌注回体内，霍阿姨的休克症状逐渐改善，面色逐渐红润，神志也逐步改善。随后，心血管内科团队为霍阿姨的心脏右冠脉放置了支架，成功重建冠脉血流，解除了血管重度狭窄问题，又在肾脏外科的助力下，加用连续性血液净化肾脏替代（CRRT）治疗。就这样，在多个学科医护人员的密切协作下，霍阿姨转危为安，数天后康复出院。

在实践路径上，禅医将为患者创造价值作为改善医疗服务的出发点和着力点，围绕精益医疗、员工赋能等持续发力。医院成立了国内首家员工关怀与患者体验实验室，邀请专家学者和医院管理者、内训师、一线职工、患者一同参与，将患者体验的痛点与难点纳入实验室课题进行专项研究，研讨并制定改进方案。2022年，禅医启动麻醉重症监护项目，成立麻醉加强监护治疗病房（AICU）。AICU24小时开放，入口与手术室走廊相通，每张病床配置了远程探视系统，便于患者、家属及医护人员的沟通，为手术患者的生命安全加上了一道保险。针对部分患者反映的"不清楚具体挂号科室"的难题，禅医成立了全科医学科，满足无法进行专科归属、有多系统慢性病的患者对医疗保健、健康管理、慢病随访等方面的需求。针对孤独症患者家属反映的治疗难、照护难问题，禅医邀请国内外多位专家进行研讨，成立了儿童孤独症医教结合中心，采取医教结合、医家结合、中西医结合的治疗方式，为孤独症患儿提供专业治疗的同时，指导家长协同促进孩子心身健康发展。

在服务环境上，为让患者拥有满意的就医体验，医院将"佛教六识"（即眼识、耳识、鼻识、舌识、身识、意识）引入患者体验管理中，让服务对象可以看得到、听得到、闻得到、摸得到禅医的诚意。

禅医把医院的医疗功能与星级酒店式的温馨细节巧妙地进行融合，建设空中花园、假山、观赏鱼池，茶餐厅、便利店的设置随处可见，处处融入佛与禅的设计元素，体现"以人为本"的人文医疗理念。病房的窗台按离地50厘米标准设计，窗外种有花草植物，使患者有一种在家的感受。为了解决就医患者停车难等难题，禅医号召全院员工将有限车位让给患者，员工让车位、为患者开关车门、扶患者下车、推轮椅、抱婴儿上车、下雨为患者撑雨伞等"禅医式"停车服务感动众多患者。不少院领导、临床一线主任、专家率先垂范、身体力行。一位当时刚刚入职医院的消化内科专家表示，"我们作为医院员工，就应该自发地将车位让给患者……虽然来禅医不长时间，但很明显感觉到禅医文化的不一样，很多其他细小事情也都是这样的"。尤其值得一提的是，需要值夜班、上班路途较远的员工，主动克服困难，

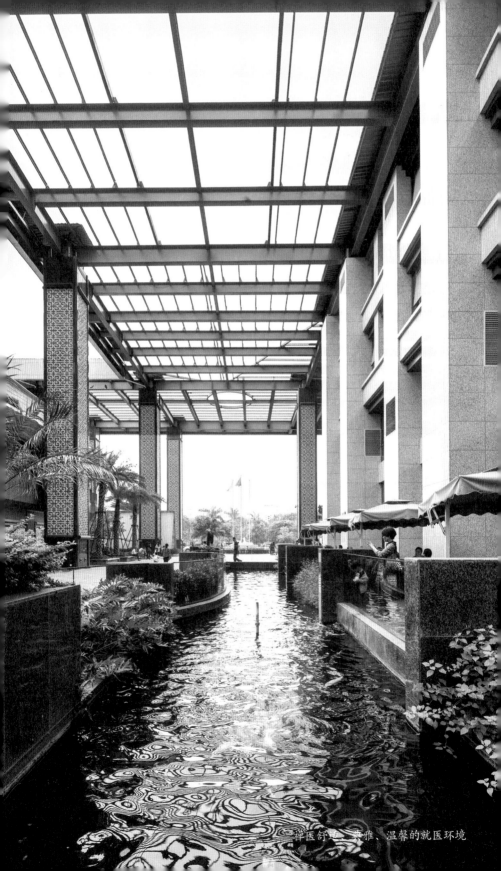

禅医舒适、典雅、温馨的就医环境

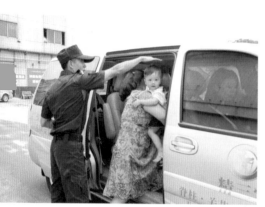
"禅医式服务"为患者就医护航

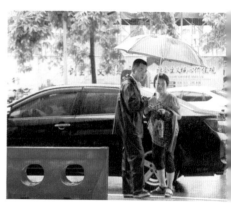
保安为患者撑伞

纷纷改用步行、骑自行车或乘坐公交等方式上下班。即使开私家车上班的员工，也自觉将车停放相对远离医院的地方，然后再走一段路到医院，不跟患者抢车位、占资源。禅医还在医院周边购置地块建设患者专用停车场，专设10辆免费接驳车往返于医院和停车场之间，还提供饮水、等候椅等便民服务。温馨的服务不仅收获了患者的称赞，还让禅医获得全国2010—2020年度"优秀停车管理示范医院"、"2019—2020年度停车信息化示范医院"荣誉称号。

在价值延伸上，禅医坚持主动作为，不断深入社区、走入企业提供健康服务，不断采取新技术、新途径提升群众就医体验。医院与佛山市工商联合作，成立玉兰荟健康俱乐部，为佛山企业家打造全生命周期、全闭环、全方位的健康管理服务。

禅医还与佛山市总商会和各企业协会签订《企业健康管理·大健康产业战略合作框架协议》，为近千家企业的30多万一线职工提供企业云医务室、员工健康管理、便捷就医服务、家庭医生等服务。

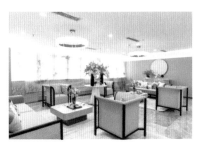
玉兰荟公共接待区

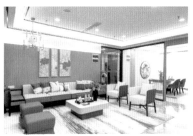
玉兰荟导诊接待区

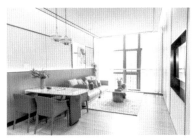
玉兰荟VIP房接待前厅

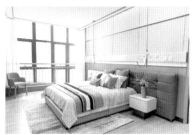
玉兰荟VIP客房

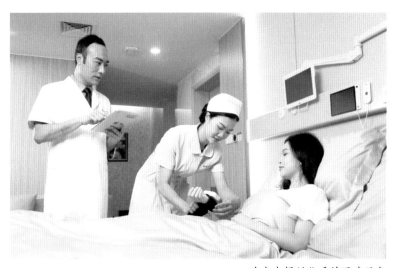
为患者提供优质的医疗服务

　　禅医成立玉兰荟健康俱乐部会员中心，为高端健康需求群体和驻粤外国友人提供个性化、便捷化、深度化的医疗服务。与佛山市地铁运营有限公司合作，实行"地铁-医院"应急救护联

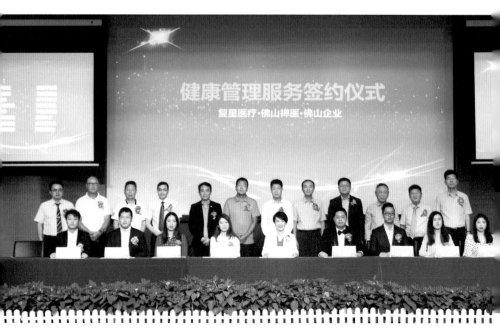

健康管理服务签约仪式现场

动，实现优质医疗服务无缝衔接。与中国人寿佛山分公司合作，开通商保理赔直付服务，患者在禅医完成治疗，即可享受出院、理赔"一站式""零等待"服务。禅医还打造为员工和社会爱心人士提供的艺术展示平台——"禅韵医心"艺术阁，用艺术的表现方式，为患者送去心灵的关爱。

为了更好地延伸服务半径，近年来，禅医借助互联网技术和AR技术，开通"禅医到家"等智慧医疗护理平台。通过人脸识别等科学技术，患者可以居家享受医疗、康复、护理等健康服务。

陈阿姨的父亲中风多年，不能进食，靠鼻胃管注食，以往就医都是她早早地从家里搬老人家上轮椅，推着轮椅到医院，从排队开单到更换管道，顺利时也要花上大半天。得知可以通过"禅医到家"预约上门护理之后，陈阿姨预约了上门服务，之后医院护士很快就打来电话，上门更换了胃管，并主动和陈阿姨进行居家环境安全教育和营养健康指导，让她开心不已。

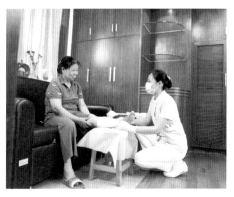

"禅医到家"服务

有无相生，难易相成。数十年来，禅医在提升患者体验的实践探索中，为中国医疗机构改善医疗服务、提升患者体验探索树立了可触可鉴的标杆，也再次向世人证明：只有全力以赴地为服务对象、为社会创造价值，才能收获和实现自己的价值，只有把握住"满意度至上"的本质，用心持续传递价值医疗的诚意，我们的脸上，才能洒满自信的阳光，我们的前路，才会越来越宽广。

从历史中沉淀，在发展中创新。医疗服务行业的本质，在于其对"健康"这一人类最宝贵价值的真切回应。作为非公立医疗机构中的行业标杆，禅医的发展目标是，承接复星健康"服务于全球家庭健康的行业引领者"的愿景，始终秉承"以人为本"的服务理念，持续加强医疗服务能力、前沿的科技创新能力以及复星体系的资源整合能力，发挥在医疗、医药、保险、健康消费等领域的产业优势，凭借硬核实力，用创新思维打造与时俱进的"禅医式服务"，致力打造线下医疗和线上诊疗一体化的健康管理服务，形成布局完整的健康服务产业链，为患者提供个体化的医疗支持，最终实现生命质量的高质量提升。

附 录

禅医病人满意度（服务品质）管理制度

目的

为全面落实医院"以人为本"的服务理念，完善医院服务质量管理，提高医务人员的服务意识，及医院质量管理的科学性，特制订本制度。

参考依据

2.1 2020年版《三级综合医院评审标准》。

政策

3.1 病人满意度考核对象：所有经营与非经营人员。

3.2 病人满意度考核内容：

3.2.1 病人满意度问卷调查；

3.2.2 服务事件投诉；

3.2.3 科室内部服务品质管理（仪容仪表、服务态度、服务流程、6S管理）。

3.3 病人满意度考核方式：

3.3.1 采取100分制，每季度根据3个考核内容细则（详见附件《病人满意度（服务质量）考核细则》）进行扣分，如综合考核得分低于70分，则视为考核"不及格"（予0分处理）。

3.3.2 病人满意度调查：通过每月的满意度调查综合得分结果进行考核。

3.3.3 服务投诉事件：通过各种渠道收集的有效病人服务投诉，并根据事件情节的严重性进行相应扣分/扣罚。

3.3.4 科室内部服务品质管理：根据医院精细化品质及6S管理委员会、内训师及健康服务部对全院各科室日常检查的结果，对不符合要求的项目进行扣分/扣罚。

3.4 病人满意度扣罚方式：

3.4.1 根据各个考核细则，对个人及主管领导连带进行单项绩效金额或绩效分扣罚。

3.4.2 综合考核不达标的科室，对科室经营责任人进行绩效金额或绩效分扣罚。

3.5 病人满意度奖励办法：

3.5.1 收到患者锦旗、书信或者其他形式表扬（服务方面），纳入年终"服务之星"评选参考依据，并予以奖励。

3.5.2 全年病人满意度（服务质量）考核得分排名与表扬次数排名综合评价表现突出的科室，年终授予"优质服务标杆科室"称号，并予以奖励。

3.6 病人满意度问卷调查方式及计算方式：

3.6.1 病人满意度问卷调查方式：由健康服务部制定《佛山市禅城中心医院满意度调研问卷（门诊患者）》《佛山市禅城中心医院满意度调研问卷（住院患者）》《佛山市禅城中心医院满意度调研问卷（出院患者）》，通过禅医患者满意度管理CEM系统对门诊、住院、出院患者推送电子问卷。

3.6.2 病人满意度问卷得分计算方式：

3.6.2.1 满意度问卷调查评价方式：参考国家卫健委医管中心加权分统计数学模型，每题设置"非常满意""比较满意""不太满意""非常不满意"4个选项，按照国际上通行的测评标准（CSI）分别赋予分值100分、66.67分、33.34分、0分，通过加权合成计算门诊、住院、出院的患者满意度及各服务质量评价指标，全程无人为因素干扰，满意度统计数据模型符合统计学相关要求。

3.6.2.2 满意度问卷调查得分计算方式：满意度问卷调查得分=满意度="非常满意"比例×100+"比较满意"比例×66.67+"不太满意"比例×33.34+"非常不满意"比例×0。

3.7 病人满意度问卷调查结果反馈：

3.7.1 在满意度调查中，对病人提出的服务质量问题进行跟踪反馈，并督促相关部门及时整改。需要及时解决的问题，在当天向相关部门或科室反馈书面信息，并及时给予解决。

3.7.2 对每月收集的满意度数据进行分析统计，并向主管服务的院领导汇报调查结果。

3.7.3 每季度对满意度调查结果进行汇总分析并向科室反馈，对各科室的满意度情况进行绩效考核。

3.8 病人满意度调查问卷的更新：满意度调查问卷内容及调查方式非一成不变，可根据医院实际情况进行调整。

禅医病人满意度（服务质量）考核细则

考核项目	考核内容	细则		扣分标准	单项扣罚	连带责任
病人满意度调查	病人满意度调查得分	临床科室	90≤调查得分＜95	-5分		
			85≤调查得分＜90	-10分		
			80≤调查得分＜85	-20分		
			调查得分＜80	-30分		
		医技、药剂、辅助科室	85≤调查得分＜90	-5分		
			80≤调查得分＜85	-10分		
			75≤调查得分＜80	-20分		
			调查得分＜75	-30分		
服务事件投诉	情形A	服务投诉经查证属实，情节轻微，影响服务质量，导致患者满意度严重降低，经沟通获得患者谅解		-3分/次	（对当事人予"警告"）	
	情形B	符合情形A，同一科室重复出现同类服务投诉		翻倍扣罚	当事人扣500元	（对科主任予"警告"）
	情形C	服务投诉经查证属实，情节较重，影响服务质量，导致患者满意度严重降低，对医院或科室带来负面评价的		-5分/次	当事人扣800元	主管领导连带一半责任扣罚
	情形D	服务投诉经查证属实，情节严重，对医院带来较坏的社会效应，损害医院形象，导致患者满意度严重降低，或引起向上投诉、公开投诉、网络投诉，为医院带来名誉损失		-10分/次	当事人扣1000元	主管领导连带一半责任扣罚

（续表）

考核项目	考核内容	细则	扣分标准	单项扣罚	连带责任
科室内部服务品质管理	员工行为规范	被检查发现仪容仪表不符合医院《仪容仪表规范》要求	-2分/人/次	当事人扣200元	第一次予主管领导"警告"，第二次起连带一半责任扣罚
		被检查发现服务态度不友善、不主动解决病人需求	-2分/人/次	当事人扣200元	主管领导连带一半责任扣罚
	科室服务流程	病人满意度调查分析的服务流程短板，优质服务办公室已提出须整改，科室未能及时整改并再被投诉	-5分/次	科室责任人扣200元	
		病人满意度调查分析的服务流程短板，医院已重点提出须整改，科室未能及时整改并再被投诉	-10分/次	科室责任人扣500元	上级主管领导连带一半责任扣罚
	科室6S管理	被检查发现科室6S管理不符合医院《精细化及6S管理制度》要求，未及时整改	-2分/项	（对科室6S种子予"警告"）	
		连续两次检查重复出现同类问题	翻倍扣罚	（对科室责任人予"警告"）	

医院员工仪容仪表及行为规范

目的

员工形象，是医院形象最活跃的表现形式，医院员工是医院形象的展现者。所以，员工形象就是医院形象的全部。医院形象，是医院在社会公众及病人心目中的总体印象，是医院文化的外显形态。良好的社会形象（口碑）是医院的精神财富和可持续发展的内动力。为全面提升我院员工的综合素养，进一步规范我院医务人员的整体职业形象，树立良好的社会形象。

适用范围

全院员工。

政策

一、着装规范

1 工作服

1.1 员工统一穿工作服上岗。不同的岗位穿相应的工作服。

1.2 季节换装要统一。

1.3 工作服大小长短适中，干净整洁，扣子齐全，无破损，无污渍，无血迹；工作服扣子必须扣全，不能敞胸露襟，听诊器不得横挂于肩上。工作服外不能佩戴任何饰品或围巾等。

1.4 工作裤长短适中，不卷裤脚，不露里裤脚。女士：裙子下摆不能露在工作服以外。护理人员：冬天统一穿白色工作裤，夏天短袖工作服不能穿长裤；疫情期按防控要求执行。男士：建议临床医生全年上班打领带。领带干净，系时规范，长短适度，上不露风纪扣，下端盖住腰带。规定时间内不打领带上岗视为衣冠不整。

2 胸牌：正确佩戴胸牌，胸牌一律佩挂在工作服的左胸前（佩挂在左胸前医院名称上方1厘米的位置上），胸牌损坏及时更换。

3 工作帽：戴筒帽时要把头发全部罩住，严禁头发外露。前达眉睫，后遮发际，侧不掩耳，缝口放在后面。

4 工作鞋

4.1 护理人员一律穿白色护士鞋，要求干净、合脚、穿着舒适无声，与整体装束协调。穿护士鞋只能穿肉色或白色袜子。不宜穿有明显花纹的袜子。

4.2 男士（医技人员）上班穿皮鞋，皮鞋要经常擦拭，无灰尘、无泥巴、无污渍；穿黑色皮鞋时，应穿黑色或比裤子颜色深的袜子，以净色为主，不宜穿白色、有明显花纹的袜子或加厚的运动型袜子。

4.3 上班时不允许穿拖鞋及凉拖。（手术室及实验室室内按院感标准，室外一律按医院标准）

4.4 不准穿工作服出入会场、教室、餐厅或公共娱乐场所。（保健服务时除外）

二、仪表修饰规范

1 妆饰

1.1 女士修饰适度，淡妆为宜，化妆的色彩与服装、肤色应属同一色系；妆色要健康、明朗、端庄，不可妖艳。不从众跟风，不新奇另类；力求自然、真实；要突出行业特色，符合岗位需求，体现出端庄、大方、素雅、精干的风格；追求自然清雅的化妆效果，切忌浓妆艳抹，喧宾夺主（非导医岗位淡妆最低标准为涂口红）。另外，不戴过于夸张、过多的饰物，如带坠耳环、手镯、手链等，不留长甲，不染指甲。

1.2 男士保持面部干净，不留胡须，勤修鼻毛，头发干净整洁，发型自然大方，刘海不超眼眉、不能染彩发、不梳奇异发型、不剃光头、不蓄长发、不带耳环、规定时间内着衬衣、打领带。指甲保持清洁，修剪整齐。

1.3 在工作岗位上不宜佩戴墨镜，不宜佩戴戒指、手镯、手链等饰物，不宜佩戴过大、过长、过粗的耳饰及项链，不宜使用味道浓重的香水。

2 发型

2.1 女士，上班时间所有岗位的女士头发均不宜长过肩部，以刘海不挡住眉眼，脑后不超过领线为宜。留长发的女士，在上岗之前，应将长发盘起来或扎束起来，头发干净整洁，发型自然大方，不能染彩发、不梳奇异发型，头饰简单、色泽款式不宜过分夸张。

2.2 男士，在修饰头发时，必须做到：前发不全覆盖额头，侧发不掩住耳朵，后发不触及衣领。但也不能走向另一个极端——剃光头发。

三、行为规范

1 眼神

1.1 方式：医护人员在与患者交往时宜采用柔视型目光，即温和、亲切、镇静、安详注视。

1.2 部位：在交流过程，目光宜注视对方眼部至唇部这一区域，这是社交场合面对交往对象时所用的常规部位。

1.3 角度：最理想的医（护）患交流是双方的目光在同一水平面上，这样可以体现一种平等关系，也能表示医护人员对患者的尊重。

2 表情

2.1 上岗前，端正心态，调整情绪，消除杂念，以最佳的状态投入工作中。

2.2 服务中，时刻保持良好精神状态，做到精神饱满、热情主动，富有活力。严禁面无表情，精神不振，表情呆板、机械、冷漠。

2.3 用心服务，亲切自然，发自内心，对待顾客的态度就像对待亲友般的关注。

2.4 真诚的微笑——微笑是尊重和友善的表现，是一种心灵的交换。微笑也是同事与同事间传递信息最直接的方式。发自内心的真诚的微笑，是我们自信、真诚、友善、愉快的表现，可以增强病人战胜疾病的信心，是拉近医护患关系的纽带，也能营造出明朗而富有人情味的工作氛围。真诚的微笑要做到眼笑、脸笑、口笑、心笑、神笑、情笑。

3 站姿

3.1 挺：站立时身体各部位要尽量舒展挺拔，做到头平、颈直、肩夹、背挺。

3.2 直：站立时脊椎要尽量与地面保持垂直，注意收颌、挺胸、收腹、女士夹腿。

3.3 高：站立时身体的重心要尽量提高，即昂首、提气、直腰、绷腿。

3.4 稳：女士站小八字或丁字脚，双腿并拢，双手可交叉合十放于小腹前或自然放于大腿两侧；男士站立时双脚自然分开与肩宽，双臂自然下垂。

忌：斜靠，抱手胸前，双脚抖动或背手、叉腰。

4 坐姿

正确的坐姿是上身端直，微向前倾，两肩平正放松；手自然放在双膝上，也可两臂曲放在桌子上或沙发两侧的扶手上，掌心向下，目视前方或交谈对象。女士要双腿并拢后收，入座离座动作要轻，避免座椅倾倒、震动或发出响声，双脚交叉时，上面腿紧贴下面腿，脚尖向下。男士双腿自然分开，双膝盖间距一个拳头。

忌：斜坐、侧坐、瘫坐和伏在工作台上，胳膊架在椅背上，双手交叉在胸前，双腿不停抖动，脱鞋或将脚放在桌或凳子上。

5 走姿

5.1 步态：表情自然放松，昂首收颌，挺胸收腹，直腰提臀，两臂自然下垂前后摆动，身体的重心应落在反复交替移动的前脚掌上。

5.2 步幅：步幅的一般标准是前脚跟与后脚尖之间约一个脚长。着装不同时步幅可有不同，穿西服裙或窄裙时，步幅宜小些。

5.3 步韵：弹足有力，膝盖绷直，步速稍快，使脚步有一种韵律感。遇有危重病人抢救或病房传出呼唤时，可采取短暂的快步姿，步履快而有序，使患者感到医护人员工作忙而不乱，从而增加安全感。

5.4 步伐：行走时步伐适中，弹足有力，膝盖绷直，步速稍快，使脚步有一种韵律感。不宜大步流星或在走廊内奔跑，或脚拖着地行走。

5.5 几人同行，不要大声嬉笑；狭窄处主动为患者让道；走路时，不可哼歌曲、吹口哨；走廊、楼梯等公共通道员工靠右而行。

6 手势指引

在与人沟通时，手的动作要自然谐调。在回答或指引方向时，应单手五指并拢，掌心朝斜向上，手臂自然前伸，前臂与手掌成一直线，目光与身体跟随手掌指引的方向。不能用单个手指或挥手示意。

忌：指手画脚，用手指点人。

7 持物

7.1 端治疗盘：双手握于盘的两侧，掌指托盘，双肘靠近腰部，前臂与上臂呈90°角，双手端盘平腰处，重心保持于上臂；取放行进平稳，不触及工作服；开门时，不能用脚踢门，而应用肩部将门轻轻推开。

7.2 持病历夹：用手掌握住病历夹中部，放在前臂内侧，持物手靠近腰部。

7.3 推车行进：身体位于车后，双手扶把，双臂均匀用力，重心集中前臂，行进停放平稳。

7.4 接递物品：礼貌示意，动作要轻，尽可能双手接递。忌扔、摔等动作。

8 其他举止规范

8.1 员工应做到：立姿端正、坐姿文雅、走姿稳重、说姿温雅、看姿自然、听姿专注。

8.2 与病人交谈时，应做到：耐心诚恳，热情周到；不叽笑、不讽刺病人，不与病人争吵。

8.3 参加会议、学习、集体活动等做到不迟到、不早退、中途不随意走动，并将通讯工具关闭或调至静音状态，保持会场肃静。

8.4 平易近人，工作环境中在视线范围内的任何人，应目光接触，恰当点头或微笑示意。

8.5 遇上级领导或来宾参观检查指导工作时，非抢救病人的情况下应起立，热情主动招呼，在忙于工作治疗时应点头或微笑示意。不能爱理不理，视而不见。

8.6 上下楼梯、进出大门等，应主动谦让，以病人、长者、弱者、来客和女士优先为原则，不要争先恐后，前挤后拥。乘坐电梯时，应主动站立电梯按钮旁，热情为病人按楼层按钮，楼层到后主动提示对方"楼层已到，请慢走"。

9 语言规范

9.1 自觉使用"请、您好、谢谢、对不起、不客气"等文明用语，做到尊称不离口，"请"字在前头。

9.2 坚持"三声服务"，即来有迎声、问有答声、走有送声。

9.3 工作场所，对领导应称职务，同事之间称谓要尊重，不要称同事的绰号。

9.4 不准在社会上、电台媒体或网上制造、传播、散布有损医院形象的言论。

9.5 不准酒后上班、酗酒闹事。

9.6 首问责任制：以"一切以病人为中心"为原则，实行首问责任制，有问必答，有求必应，回答问题耐心细致，非职责范围内的问题，应向对方说明原因，及时向有关部门询问或正确引导病人到相应部门咨询，必要时把病人带到相应部门。任何部门或个人不得以任何理由以"不知道""不关我事"推诿或拒绝回答病人的问题。

10 接待礼仪

10.1 守时：约定时间接待客人（病人），应严格守时，如遇急事，应事先通知对方并说明原因。

10.2 主动：顾客（客人、住院病人）进入视线范围内要起立迎接，主动让座（及时安置床位）、倒茶；重要客人来访，应到门口迎接。

10.3 握手：握手时自然大方，热情亲切，不卑不亢，用力适度。忌：戴手套、手脏、手湿握手，握女士手不可时间过长或紧握。

10.4 介绍：应先介绍自己一方的人，再介绍对方的人；介绍顺序应先介绍领导和年长者。

10.5 交换名片：双手递接，送出名片时名片上的字体应正对向对方；接收对方名片时，尽量找出名片上的一些特征加以复述，表示对对方的尊重，接到对方名片后要放到合适的位置，不要随意乱放或拿在手中玩弄，临走时记得带上对方名片。

10.6 交谈：与客人（病人）交谈时，应正视对方，注意倾听，表现出真诚、友好的态度；谈话间如遇急事需要马上处理时，应礼貌示意客人（病人）稍候，并表示歉意。

10.7 送客：客人告辞（病人出院）时，应起立道别，送到门口或楼梯口；重要客人应送到大门口或汽车旁，并握手告别。

10.8 在接听电话或工作时，如有客人（病人）前来咨询，应示意客人（病人）稍候，不要视而不见，把客人（病人）冷落一旁。

10.9 客人（病人）找错部门时，应主动解释并指引。必要时应引导至所去部门，不能说"不知道"或简单地说"那边"等。

四、电话礼仪

1 接听电话：礼貌、耐心。

如：喂，您好！××科。

您好！佛山禅医，请问您找哪位？……好，请稍等……

您好！这里是××科，请问有什么需要帮忙的？

2 传接电话：热情、爱心。

如：您好！对不起，让您久等了。××不在，有什么问题需要我帮您转告吗？（请您过一会儿再打来，再见！）

3 回复查询电话：细心、安心、满意。

如（细心）：

请问您要找的病人叫什么名字？男的还是女的？是什么病？多大年龄？是什么时候入院的？

对不起，我们这个科室没有，麻烦您到其他科室找一找，好吗？

您好！对不起，您咨询的问题我想××能为您解答，请您拨打××科室电话向××咨询，好吗？号码是××。

您好！对不起，您可能是打错了，我这里的电话号码是……请问您要哪里？需要我给您帮忙吗？

如（安心）：

您咨询的问题，我需要与××部门联系一下后才能答复您，您能否留下您的电话，我很快就给您回电话。

如：××您好！我是佛山禅医的××，对不起，让您久等了，您刚才咨询的问题，我已和××部门联系了，现在告诉您……

您好！根据您所提到的症状和检查结果，我们认为……如果您想进一步了解您的健康情况，欢迎您抽时间到医院来一趟，我院的××医生是这一方面的专家，他一定会给您比较满意的答复，并为您提供合适的治疗方案。

4 接听原则：铃响不过三（特殊情况除外），通话时间不超过3分钟。

佛山复星禅诚医院内训师成长计划

对于禅医来说，内训师团队既是一支由跨部门中青年骨干组成的特种训练部队，承担着医院的很多管理、培训、专案性的工作，发挥促进部门间沟通联系的功能，也是医院中高层干部人才储备力量的"黄埔军校"。为全面提升内训师自身本领，健康服务中心特制定本培训计划。

内训师成长体系以激励制度、福利制度、评估制度、考核制度为基础，针对内训师五星能力进行专项培训，采用"培训+实践+考核"的方式，全面提升内训师自身水平。

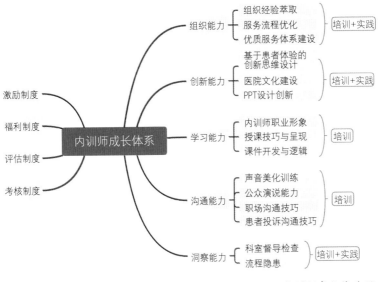

内训师成长体系图

一、培训要点

（一）组织能力

1.组织经验萃取、服务流程优化

培训目的：提取岗位上优秀员工经验，精炼工作流程加以标准化，并具备可复制性。

培训方式：小组研讨、案例研讨、任务工作坊。

培训效果：让新员工快速接手岗位上的工作，能提炼工作流程，形成固定的、可复制性的标准化流程。

考核方式：培训期间以小组为单位，各选一个课题进行研讨，给出流程优化方案。实践期间以工作量为考核指标，具体参照内训师绩效考核表。

2.服务体系建设

培训目的：对内训师进行设计思维提升客户体验系列主题培训，包括《从患者体验角度进行服务流程优化》《RCA根本原因分析》《服务标准编写》。

培训方式：小组研讨与实践相结合。

培训效果：让内训师学会运用设计思维，通过满意度调研、RCA根因分析进行服务流程优化或流程再造，解决患者体验问

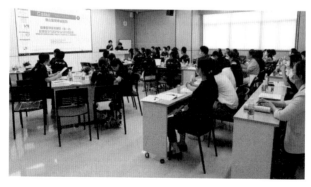

定期开展学习培训，提升内训师自身水平

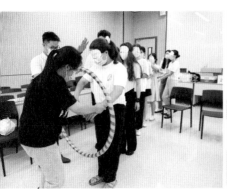
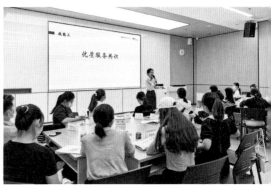

通过丰富生动的形式，向新员工传递优质服务的核心文化

题，加强内部无缝隙服务，打通服务闭环。建立安全、舒适、便捷的就医环境，提升就医获得感。让内训师掌握服务标准编写方法，建立某项服务工作应达到的要求所制定的标准，用于执行的具体所说、所做、所用的方案汇总，能确保员工对患者提供服务时能保持服务的一致性、稳定性和可靠性。

考核方式：培训期间以小组为单位，各选一个课题进行研讨，给出编写方案。实践期间以工作量为考核指标。

3.用心服务与美好体验工作坊

培训目的：让内训师掌握整个培训课程，并对员工进行讲授。

考核方式：内训师试讲，由健康服务中心评定合格之后方可进行员工培训。

（二）创新能力

1.基于医疗服务的创新思维设计、医院文化建设

培训目的：运用思维设计，将医疗服务、医院文化以新的形式展示出来，让医疗服务不再局限于固有形式，与大环境相结合。

培训效果：让内训师学会通过思维来创新设计医疗服务模式与医院服务文化相结合，扩展医院服务内容，扩大医院服务影响力，增强医院服务质量口碑。

2. 医院创新公益项目——"禅韵医心"艺术阁

"禅韵医心"艺术阁，是为社会爱心人士提供"用艺术表达关爱、奉献爱心"的平台，以人文服务为媒介，构建和谐医

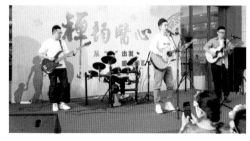

禅医特色文化品牌——"禅韵医心"艺术阁

患关系禅医特色文化品牌活动。坚持每月一期，截至2023年已累计举办49期，参与演出的演员超过2000人次。

3.《禅医仁术 心肺复苏》歌曲MV

通过轻松、快乐、有趣的歌舞形式，结合"心肺复苏唱响全城"系列活动，联合佛山市红十字会宣传推广，让更多社会人学会心肺服务急救技能，创作《禅医仁术心肺复苏》歌曲MV。首发一周点击播放量50万+，助力医院的社会影响力和传播力大大提升。

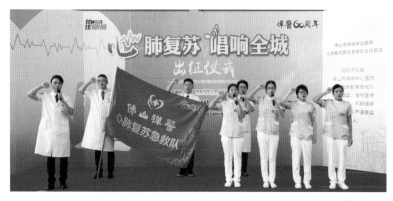

"心肺复苏唱响全城"活动

（三）学习能力

1.内训师职业形象

培训目的：改善内训师外在形象，规范内训师授课行为。

培训方式：课堂培训+演练。

培训效果：内训师职业形象专业度提升，消除新进内训师授课紧张情绪等，丰富授课肢体语言。

2.授课技巧呈现

培训目的：让内训师课堂演绎更加生动，提高学员课堂兴趣，提升培训效果。

培训方式：课堂培训+演练。

培训效果：改善内训师授课技巧，将枯燥的课堂变得有趣，能将课程内容有效呈现和表达出来，帮助学员掌握知识技能。

3.课件开发与逻辑

培训目的：根据成人学习的特点，明确课程需求，设计课程大纲，完成整套课件制作，并具备可复制性。

培训方式：课堂讲授+演练。

培训考核：自选主题进行课程开发（10页以内PPT）、讲解、学习能力3个维度。

4.PPT设计思维

培训目的：PPT是内训师授课的主要载体，一个优秀的PPT可以大大增加学员的课堂兴趣，使培训效果事半功倍。另一方面PPT也是医院对外宣传的一个工具，既能达到让人眼前一亮的感觉，又能反映出医院水平。

培训效果：通过学习让内训师独立设计出课程PPT。

培训考核：自选课题进行5—10分钟展示的PPT设计，由健康服务中心评分。

（四）沟通能力

1. 声音美化训练

培训目的：对内训师的普通话发音进行训练。

培训方式：课堂讲授+演练。

2. 公众演说能力

培训目的：提高内训师演讲能力、表达技巧。

培训方式：课堂讲授+演练。

3. 职场沟通能力

培训目的：对内训师的语言沟通能力进行训练。

培训方式：课堂讲授+演练。

培训效果：提升同事之间沟通协作能力、跨部门协调能力，增强团队凝聚力。

培训考核：演讲比赛。

4. 客户投诉技巧

培训目的：正确处理好患者的投诉，是优质服务的关键之一，可以改善医患关系，更好地树立医院形象。

培训方式：课堂讲授+演练。

培训效果：改善与患者沟通不恰当的难点，让员工注意与患者沟通的雷区，学会与不同类型的患者或患者家属沟通，减少患者投诉，提升医院服务形象。

（五）洞察能力

1. 科室督导检查

培训目的：让内训师熟悉科室督导检查范围和检查注意的关键点。

2.流程隐患

培训目的：找出流程中安全隐患、服务隐患等。

培训考核：实践。

二、福利

（一）享有授课及新课程开发的权利。

（二）享有优先参加院内外培训学习的权利。

（三）享有申请购置课程相关的书籍、资料、教具的权利。

（四）可获得健康服务中心定期向内训师发放的培训材料、学习资料。

（五）可参加医院不定期组织的内训师文娱交流活动。

（六）在个人职业发展方面具有优先权，表现在员工绩效考核、后备干部选拔、晋升等方面。

（七）内训师每月获得与职级相对应的培训津贴。

（八）内训师授课将按授课质量获得相应的课时费用。

（九）内训师享受课程开发奖、年度评优奖的奖励政策。

三、评估

（一）讲师选拔评估

1.内训师培养流程

内训师培养要求制度化、科学化、规范化，推行四级培养制，即初级内训师、中级内训师、高级内训师和资深内训师四级，通过资格考核晋级。

初级内训师 ➡ 中级内训师 ➡ 高级内训师 ➡ 资深内训师

内训师培养流程图

2.选拔流程

科室推荐／自荐：凡符合基本条件的员工可通过科室推荐或

自荐，申请成为初级内训师。

材料审核：申请人填写《初级内训师推荐（自荐）表》，由各系列负责人审核，再报健康服务中心审核。健康服务中心将根据各科室/部门的人员数量、申报人水平、医院的培训需求等情况，确定初级内训师候选名单，安排试讲，进行资格考核。

资格考核：健康服务中心组织对内训师试讲进行考核，填写《初级内训师评估表》。

综合评审：健康服务中心综合申请人材料、现场试讲成绩及相关领导意见，上报院长审批，确定申请人是否获得初级内训师资格。

通过考核：申请人通过考核后正式成为初级内训师。

3.资格考核内容

自选题目：10 分钟，由相关服务培训课程库中选择。

必选题目：10 分钟，由健康服务中心统一命题，申请人自行开发课件综合评定标准：自选题目评分占总分 40%，必选题目评分占总分数 40%，医院意见分占总分 20%，得分高于 80 分（含 80 分）者将获得初级培训师资格。

（二）内训师晋升

内训师职级分初级内训师、中级内训师、高级内训师、资深内训师四个级别，自荐/推荐时需填写《内训师职级晋升申请表》，由健康服务中心领导审核，晋升需通过职级考核。

科室推荐/自荐
↓
递交申请材料
↓
材料审核
↓
资格考核
↓
综合评审
↓
通过考核

内训师选拔流程图

1. 晋升条件

晋升等级	晋升资格	晋升考核方法/比重
中级内训师	具备初级内训师资格1年或以上，年度资格考核获优秀	自选题目试讲成绩：40% 必选题目试讲成绩：40% 医院意见：20%
高级内训师	具备中级内训师资格，连续2年年度考核获优秀	年度考核成绩：40% 职级考试成绩（命题试讲）：40% 医院意见：20%
资深内训师	具备高级内训师资格，连续2年年度考核获优秀	

2. 晋升程序

递交申请材料：符合条件申请晋级的内训师需填写《内训师职级晋升申请表》。

材料审核：健康服务中心审核内训师递交的材料及以往的表现，决定是否通过初审，若通过则确定试讲时间及题目。

职级考试：健康服务中心及相关领导对内训师进行考核，内训师按指定题目自行开发课件并试讲。

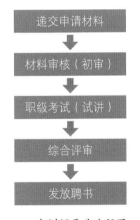

内训师晋升流程图

综合评审：健康服务中心综合年度考核成绩、现场试讲成绩及相关领导意见进行评审，并填写《内训师职级晋升申请表》，上报院长审批，确定内训师是否获得晋级。

发放聘书：健康服务中心将根据等级发放《禅医内训师聘任证书》，并记入《内部培训讲师登记表》。

（三）课程评估

1.课件开发流程

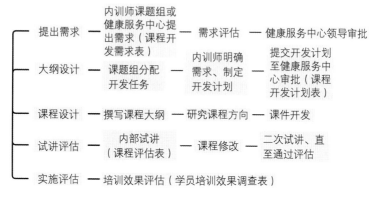

课件开发流程图

由内训师课题组（或健康服务中心）根据工作需要提出课程开发需求，并填写课程开发需求表，提交至健康服务中心审批，审批通过之后由内训师课题组分配开发课程任务交予内训师，内训师需明确课程需求并制定课程开发计划，填写课程开发计划表提交至健康服务中心。内训师拟定课程大纲，确定课程方向，课题组确认无误之后，进行课件开发。课件开发后先由非课件开发课题组进行试讲评估，评估结果反馈至本课件开发组修改，直至通过。最后由内训师进行实战教学，由培训学员填写课程评估表并计入考核。

2.开发课程评定等级

课程评估分为三级：A级、B级、C级。

学员评估 试讲评估	70—80分	80—90分	90分以上
70—80分	C	C	B
80—90分	C	B	A
90分以上	B	A	A

四、激励

（一）外派培训

健康服务中心定期组织表现出色的内训师外出培训学习，提高培训技巧。

（二）优先评比

在评优、后备干部选拔、晋升等方面，若其他条件相同，则优先考虑内训师。

（三）培训津贴

为帮助各级内训师提升培训水平和技能，确保效果，每位内训师每月可享受一定额度的培训津贴，与行为考核挂钩（公式：培训津贴=培训津贴基数×行为总分百分比），按季度发放。

内训师职级基数	初级内训师	中级内训师	高级内训师	资深内训师
培训津贴基数（元/次）	100	300	400	500

（四）课时费

课时费主要作为内训师授课付出的酬劳，根据课程费基数、时间系数和评估系数计算得出（公式：课时费＝课程费基数×时间系数×评估系数），具体如下表：

	内训师职级	初级内训师	中级内训师	高级内训师	资深内训师
课时费基数	工作时间（元/天）	50	80	120	200
	非工作时间（元/天）	80	100	150	250

课程时间	3学时以下（含3学时）	3—6学时（含6学时）
时间系数	0.5	1

考评结果	90—100分	80—90分	80分以下
评估系数	1.2	1.1	1

备注：以下内容不属于发放课时费范畴。

1.各类医院、科室部门会议、活动。

2.各管理层对医院/科室部门人员开展的例行经验及知识分享、交流、指导。

3.试讲、经验交流、其他非正式授课。

4.由各科室/部门为提高员工技能，组织开展的现场指导等多种方式的在岗培训。

5.工作职责要求的授课。

（五）课程开发奖励

内训师应积极开发优质服务培训课程，健康服务中心组织部分管理层和内训师对新开发课程进行综合评价并提出相关改进意见，评审定级，给予相应的课程开发奖励；未通过评审，则告知内训师本人未能通过评审的原因。

新课程评审等级	A级（90—100分）	B级（80—90分）	C级（70—80分）
奖励（元/课程）	800	500	200

（六）先进评比

健康服务中心每年年终对表现突出的内训师（年终考核为优

秀），授予"优秀培训师"称号，在医院范围内通报表扬并予以奖励。

五、考核

（一）行为考核

内训师行为考核包括：会议、培训纪律，对安排任务的执行情况，对培训工作的积极性等方面。采取扣分制，总分10分。累计扣分影响培训津贴发放和年度考核，详见内训师激励部分。具体扣分项目如下表：

会议/培训纪律		工作完成情况		其他行为扣分项
迟到	-2分/次	不按时完成	-2分/次	依实际情况

健康服务中心统一计划与安排内训师的授课，并进行内训师通过调查问卷、现场旁听等方式对授课情况进行评估和跟踪，调查问卷内容见附件《内训师授课调查问卷》。内训师授课情况反馈平均分连续3次低于70分的，采取降级或取消内训师资格处理。

（二）年度考核

根据授课效果、授课时数、日常评估3个方面进行综合考核，考核结果分为优秀、良好、合格、不合格4个等级，具体考核项目及权重如下表。

内训师年度考核项目表

考核项目	权重	考核说明
课程效果	40%	每次授课评估结果平均得分。
授课时长	40%	以年度累计授课时数为依据，年授课时数全部完成即得满分，每缺少2课时扣1分，每超过2课时加1分，最高加10分。
日常评估	20%	日常纪律（是否服从安排等）、行为考核。
新课程开发（加分项）		开发新课程获评A级加2分，B级加1分，C级不加分，最高加10分。
培训工作建议（加分项）		对培训工作提出合理化建议并被采纳后可加分，最高可加10分。
备注		考核结果：90—100分为优秀，80—90分为良好，70—80分为合格，70分及以下为不合格。

考核合格的内训师继续聘用，连续2年年度考核不合格者进行降级或解聘处理。

开发课程评估表

开发讲师：		课程名称：			
课程目标：					
评估项目		权重	考核内容	得分	建议
课程逻辑（40分）		5	1.准确了解需求并贴合实际		
		15	2.课程逻辑循序渐进		
		15	3.课程重点是否突出		
		5	4.是否具备可复制性		
课程演绎（60分）	PPT设计（30分）	10	5.按照课程大纲设计，结构完整		
		10	6.无大段文字堆砌		
		10	7.配图、颜色简洁，符合教学内容		
	课堂呈现（30分）	10	8.声音洪亮，语速适中		
		10	9.课堂气氛活跃、学员互动频繁		
		10	10.教学形式新颖，易于学员理解		
总分					
综合评定		□通过		□不通过	

初级内训师职级晋升申请表

姓名		性别		科室	
入职时间		现任资格		申请资格	
主要内训师业绩					
资格考核	自选题目试讲成绩（占总成绩40%）				
	必选题目试讲成绩（占总成绩40%）				
	医院意见（占总成绩20%）				
总分					
院长审批					
是否通过	□通过		□不通过		

中、高级内训师职级晋升申请表

姓名		性别		科室	
入职时间		现任资格		申请资格	
考核优秀年度					
主要内训师业绩					
资格考核	自选题目试讲成绩（占总成绩40%）				
	必选题目试讲成绩（占总成绩40%）				
	医院意见（占总成绩20%）				
总分					
院长审批					
是否通过	□通过　　　□不通过				

内训师授课调查问卷

培训班名称		培训时间	
讲师姓名			
类别	评分项目		
师资能力	培训师的专业水平		
	培训师的实践经验		
	对课程主题的掌握程度		
授课情况	对课程的准备情况		
	语言表达能力		
	课堂气氛与互动		
	课堂组织能力		
培训收获	对课程的接受程度		
	对个人能力的提升		
	对实际工作的指导		
合计得分（统计平均分）			
整体满意度		□非常满意（≥90分） □比较满意（90—80分） □基本满意（80—70分） □不满意（＜70分）	
意见和建议			

禅医发展历程

1958

建院，前身为石湾联合诊所

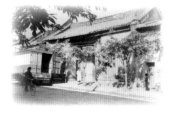

1972

更名为佛山市第二人民医院

1985

更名为佛山市石湾区人民医院

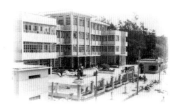

1992

通过国家二级甲等医院评审

2003

更名为佛山市禅城区中心医院

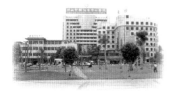

2004

第一次改革，转制为全体员工持
股控股为主的新型股份制医院

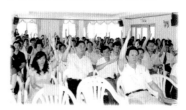

2008

成为广东医学院非直属
附属医院

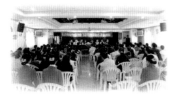

2011

以高分通过广东省卫生厅三级
甲等医院评审

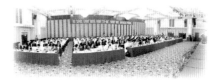

2013

第二次改革，战略加盟复星集团

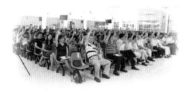

2016

成为广州中医药大学临床医学院

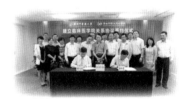

2018

通过第六版JCI评审

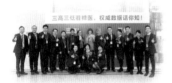

2019

成为广州中医药大学
佛山临床医学研究中心

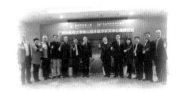

2020

成为第三批住院医师规范化培训基地

2021

更名为佛山复星禅诚医院，实现战略升级
通过第七版JCI评审
通过三甲强化培训，启动正式评审

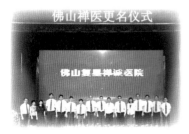

2022

通过2020版三级医院
等级医院评审
蝉联全国非公排名第一

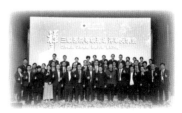